U0297236

随身听中医传世经典系列

总主编◎裴颢

清·陈修园◎撰

女科要旨

中国健康传媒集团

中国医药科技出版社

图书在版编目（CIP）数据

女科要旨 /（清）陈修园撰 . —北京：中国医药科技出版社，2024.4
（随身听中医传世经典系列）
ISBN 978-7-5214-2958-9

Ⅰ.①女… Ⅱ.①陈… Ⅲ.①中医妇产科学—中国—清代 Ⅳ.① R271

中国版本图书馆 CIP 数据核字（2022）第 020790 号

策划编辑	白　极	**美术编辑**	陈君杞
责任编辑	张芳芳　纪宜时	**版式设计**	也　在

出版　**中国健康传媒集团**｜中国医药科技出版社
地址　北京市海淀区文慧园北路甲 22 号
邮编　100082
电话　发行：010-62227427　邮购：010-62236938
网址　www.cmstp.com
规格　880×1230mm $\frac{1}{64}$
印张　2 $\frac{1}{4}$
字数　76 千字
版次　2024 年 4 月第 1 版
印次　2024 年 4 月第 1 次印刷
印刷　北京金康利印刷有限公司
经销　全国各地新华书店
书号　ISBN 978-7-5214-2958-9
定价　23.00 元

获取新书信息、投稿、为图书纠错，请扫码联系我们。

内容提要

《女科要旨》为清代陈修园所撰,全书共四卷,卷一论调经、种子,卷二论胎前,卷三论产后,卷四论杂病、外科,书中就上述妇产科病症作了详细的论述。本书讲解病机透彻,所说附方切合实用,可作为学习中医妇科的参考书。

《随身听中医传世经典系列》
编委会

出版者的话

中医学是中华文明的瑰宝，是中国优秀传统文化的重要组成部分，传承发展中医药事业是适应时代发展要求的历史使命。《关于促进中医药传承创新发展的意见》指出：要"挖掘和传承中医药宝库中的精华精髓"，当"加强典籍研究利用"。"自古医家出经典"，凡历代卓有成就的医家，均是熟读经典、勤求古训者，他们深入钻研经典医籍，精思敏悟，勤于临证，融会贯通，创立新说，再通过他们各自的著作流传下来，给后人以启迪和借鉴。因此，经典医籍是经过了千百年来的临床实践证明，所承载的知识至今仍然是中医维护健康、防治疾病的准则，也是学习和研究中医学的必由门径。

中医传承当溯本求源，古为今用，继承是基础，应熟谙经典，除学习如《黄帝内经》《伤寒杂病论》等经典著作外，对后世历代名著也要进行泛览，择其善者而从之，如金元四家及明清诸家著作等，可扩大知识面，为临床打好基础。

然而中医典籍浩如烟海，为了帮助读者更好地"读经典做临床"，切实提高中医临床水平，我社特整理出版了《随身听中医传世经典系列》，所选书目涵盖了历代医家推崇、尊为必读的经典著作，同时侧重遴选了切于临床实用的著作。为方便读者随身携带，可随时随地诵读学习，特将本套丛书设计为口袋本，行格舒朗，层次分明，同时配有同步原文诵读音频二维码，可随时扫码听音频。本套丛书可作为中医药院校学生、中医药临床工作者以及广大中医药爱好者的案头必备参考书。

本次整理，力求原文准确，每种古籍均遴选精善底本，加以严谨校勘，若底本与校本有文字存疑之处，择善而从。整理原则如下。

（1）全书采用简体横排，加用标点符号。底本中的繁体字、异体字径改为规范简体字，古字以今字律齐。凡古籍中所见"右药""右件""左药"等字样中，"右"均改为"上"，"左"均改为"下"。

（2）凡底本、校本中有明显的错字、讹字，经校勘无误后予以径改，不再出注。

（3）古籍中出现的中医专用名词术语规范为现代通用名。如"藏府"改为"脏腑"，"旋复花"改为"旋覆花"等。

（4）凡方药中涉及国家禁猎及保护动物（如虎骨、羚羊角等）之处，为保持古籍原貌，未予改动。但在临床应用时，应使用相关代用品。

希望本丛书的出版，能够为读者便于诵读医籍经典、切于临床实用提供强有力的支持，帮助读者学有所得、学有所成，真正起到"读经典，做临床，提疗效"的作用，为中医药的传承贡献力量。由于时间仓促，书中难免存在不足之处，亟盼广大读者提出宝贵意见，以便今后修订完善。

中国医药科技出版社

2022 年 3 月

叙　言

　　医者，意也。《灵》《素》俱在，非神而明之，则拘守成方，将为斯世厉。顾医难，而医妇人女子尤难。昔人以小儿为哑科，窃意女科亦然。盖小儿不能言，而妇女则言不能尽，惟得之指下，洞见乎脉与证之相符，庶不致于差谬矣。

　　吴航陈修园先生，儒也。幼读岐黄，语即精其理，一切时医之论，能力穷其非，引而归于至正。旋由科举出为邑宰，以四诊法佐抚字，至今燕南赵北人犹颂之。先生不欲秘活人方，既手刊各种书，又遗属尽刻所著，令嗣遵之，次第行于世，为世利赖。今令孙心典一兄，又以医学成先志。检先生所撰《女科要旨》，将付梓人，以年与君家世有往来之谊，命作弁言。余既心好先生书，复嘉其后人之能

善承家学，存心济人，功诚伟焉。不揣固陋，因为
之序。

候官林鸿年拜手

心典少随任北直，获睹先大父公余之暇，命先伯父拟注《伤寒论浅注》为前集，命先君拟注《金匮要略浅注》为后集，剖晰详明，以示来者。更遗《女科要旨》一书，命先君韵拟之，未及付梓。回忆当年，典与弟心兰伏读之余，不胜霜露之感，忽忽几数十春秋矣。是书也，吾祖所殚精瘁虑，以期有裨于世者。不能梓而行之，则吾之责也。谨校之以付攻木氏。

辛丑荔月长孙心典谨识

目　录

卷 三

卷 四

卷 一

调 经

门人问曰：妇人以血为主，医者辄云血海，可以实指其所在乎？

陈修园曰：人身之血海，胞也。居膀胱之外，而为膀胱之室。经云：冲脉、任脉皆起于胞中，是男女皆有此血海。但男则运而行之，女则停而止之。运行者无积而不满，故阳气应日而一举；停止者有积而始满，故阴血应月而一下；此男女天癸之总根也。而妇人一科，专以月事为主。经云：任脉通，太冲脉盛，月事以时下，故能有子。盖时者，满三旬之期而一下，以象月盈则亏，下之不失其期，故名月信。

门人高子问曰：女科中好手甚少，不可不大为之振作。因执女科书数十种，属余择而授之。余遍阅大有悟曰：古人以月经名为月信，不只命名确切，而月事之有无、多少、迟速，及一切治疗之原委，无不包括于"信"字之中。夫五行之土，犹五常之信也。脾为阴土，胃为阳土，而皆属信；信则以时而下，不愆其期。虽曰心生血，肝藏血，冲任督三脉俱为血海，为月信之原，而其统主则惟脾胃，脾胃和则血自生，谓血生于水谷之精气也。若精血之来，前后、多少、有无不一，谓之不调，不调则为失信矣。经云：土太过则敦阜。阜者，高也；敦者，厚也；既高而又厚，则令除去，宜用平胃散加大黄、白芍药、枳实、桃仁之类。经又云：土不及则卑监。卑者，下也；监者，陷也，坑也。既下而又陷坑，则令培补，宜六君子汤加芎、归、柴、芍及归脾汤之类，此言经水不调以虚实分之也。

又有以阴阳偏盛分之者。许叔微云：妇人病多是月经乍多、乍少，或前、或后，时发疼痛，医者一例呼为经病，不辨阴胜阳，阳胜阴，所以服药少效。盖阴气乘阳气，则胞寒气冷，血不运行，经所谓天寒地冻，水凝成冰，故令乍少，而在月后。或断绝不行。若阳气乘阴，则血气散溢，经所谓天暑地热，经水沸腾，故令乍多，而在月前。或一月数下，或崩漏不止。当别其阴阳，调其气血，使不相乖，以平为期。此叔微统论阴阳之道也。而余则以阴阳二字，专指脾胃而言。盖脾者，太阴之湿土也，不得阳明燥气以调之，则寒湿盛；而阴独盛，阴道常虚，即《内经》卑监之旨也。胃者，阳明之燥土也，不得太阴之湿气以调之，则燥热盛；而阳独盛，阳道常实，即《内经》敦阜之旨也。至于用方，以四物汤加香附、茯神、炙草为主，阴盛加干姜、桂、附、吴萸及桃仁、红花之类，阳盛加知、柏、芩、连、门冬之类，平平浅浅中，亦不可废。若求其所以然之妙，《金匮》温经汤一方，无论阴阳、虚实、闭塞、崩漏、老少，善用之无不应手取效。此特今之习女科者闻之吐舌，即数百年来注《金匮》之家，或识见不到而不能言，或珍为枕秘而不肯言。今修园老矣！不得不择人而传之，但既传之而又嘱之曰：《灵枢经》载黄帝谓雷公曰：此先师之所禁，割臂歃血之盟也。凡思议不可及之方，若轻以示人，则气泄而不神，必择大学问之人，知其居心长厚者，而后授之。

门人问曰：女人之经，一月一行，其常也；或先或后，或通或塞，其病也；间或有不关于病者，愿闻其说。

曰：天下事有常而即有变。妇人当月事之期，其血不下，只见吐血、衄血或眼耳出血者，是谓倒经逆行；有三月一行者，是谓居经；有一年一行者，是谓避年；有一生不行而受胎者，是谓暗经；有受胎之后，月月行经而产子者，是谓胎盛，俗名垢胎；有受胎数月，血忽大下而胎不坠者，是谓漏胎。此虽异常，而数患之竟不至害事也。彼皆以妄为常，而中土失其主信之道，如人无信行，全赖狡诈以成家，君子不为也。大抵妇人患此者，性情亦必乖张。

门人问曰：经候不调既得闻命矣，今愿闻调经之法。

曰：诸家调经之说，是非参半。而萧慎斋以调经莫先于去病，录李氏之论一条，以分因详证治法；录方氏之论一条，又参以统论二氏之说，深合鄙意，今全录于后。

李氏云：妇人月水循环，纤疴不作而有子。若兼潮热、腹痛，重则咳嗽、汗、呕，或泻，有潮热则血愈消耗，有汗、咳、呕则气往上行，泻则津偏于后，痛则积结于中，是以必先去病，而后可以滋血调经。就中潮热疼痛，尤为妇人常病。盖血滞积入骨髓，便为骨蒸；血滞积瘀，与日生新血相搏，则为疼痛；血枯不能滋养百骸，则蒸热于内；血枯胞络火盛，或挟痰气、食积、寒冷，则为疼痛。凡此诸病，皆阻经候不调，必先去其病，而后可以调经也。

方氏曰：妇人经病，有月候不调者，有月候不通者；然不调不通中，有兼疼痛者，有兼发热者，此分而为四也。细详之，不调中，有趋前者，有退后者；趋前为热，退后为虚。不通，中有血枯者，有血滞者；血滞宜破血，血枯宜补也。疼痛中，有常时作痛者，有经前经后作痛者；常时与经前为血积，经后为血虚也。发热中，有常时发热者，有经行发热者；常时为血虚有积，经行为血虚而有热也。

是四者之中，又分为八矣。人之气血周流，忽有忧思忿怒，则郁结不行；经前产后，忽遇饮冷形寒，则恶露不尽。此经候不调，不通作痛，发热所由作也。大抵气行血行，气止血止，故治血病以行气为先，香附之类是也。热则流通，寒则凝塞，故治血病以热药为佐，肉桂之类是也。

萧慎斋曰：按妇人有先病而后致经不调者，有因经不调而后生诸病者。如先因病而后经不调，当先治病，病去经自调；若因经不行而后生病，当先调经，则经调病自除。李氏一论，可谓调经之要，然偏而不全，余故补其未尽之旨。若方氏分因详证，诚得统论调经大法。

门人问曰：夫子以月事为月信专主脾胃，不摭《内经》之字句，而独得其精华，究竟从何节得来乎？

曰：《诗》以"思无邪"蔽之，《礼》以"毋不敬"该之，余此论从"二阳之病发心脾"一节领会出来。今录其原文，又采集各家之注，愿学者熟读而有得之。《内经》云：二阳之病发心脾，有不得隐曲，女子不月，其传为风消，其传为息贲者，死不治。马元台注云：二阳，足阳明胃脉也。为仓廪之官，主纳水谷，乃不能纳受者何也？此由心脾所发耳。正以女子有不得隐曲之事，郁之于心，故心不能生血，血不能养脾，始焉胃有所受，脾不能化，而继则渐不能纳受，故胃病发于心脾也，由是水谷衰少，无以化精微之气，而血脉遂枯，月事不能时下矣。余拟用归脾汤，重加鹿茸、麦门冬，服二十余剂可愈。武叔卿注云：此节当从"隐曲"推解。人有隐情曲意，难以舒其衷，则气郁而不畅；不畅则心气不开，脾气不化，水谷日少，不能变化气血，以入二阳之血海；血海无余，所以不月。余拟用归脾汤，加芍药、柴胡。传为风消者，风之名，火之化也。消，消瘦也。发热消瘦，胃主肌肉也。余拟用归脾汤，加丹皮、栀子、地骨皮、芍药。传为息贲者，喘息上奔，胃气上逆也。余用《金匮》麦门冬汤。人无胃气则死，故云"死不治"。此一节为经血本原之论也。

门人问曰：妇人经闭，或因家务烦恼，或因胎

产、乳子受伤，其不调也有自室女。何以亦有不调
之病乎？

余曰：室女患此，甚于妇人，所以多死。室女
乃浑全之人，气血正旺，不应阻塞，竟患经闭不行，
若非血海干枯，则为经脉逆转。血海干枯者，宜用
当归补血汤加麦冬、白芍各五钱，炙甘草二钱；虚
极者加附子一钱以助之。倘或失治，则内热咳嗽、
肌肉甲错、毫发焦落，而成怯证矣。经脉逆者，宜
用《金匮》麦门冬汤、芍药甘草汤，加牛膝、茜草
之类，兼服四乌鲗骨一䕶茹丸以调之。倘或失治，
则为吐血、衄血、咳嗽、骨蒸，而成瘵病矣。若肝
火炽盛，左胁刺痛，颈生瘰疬，佐以逍遥散。加瓜
蒌实、川贝母、生牡蛎、青皮之类。若肝木弦，上
寸口鱼际，非药所能治，即与婿配则愈，或与加味
逍遥散。若体常怯寒，食少腹胀，佐以六君子汤，
加干姜之类；归脾汤、八珍汤可以出入互用。然余
又有深一层治法。忆予于乾隆辛丑岁，朱紫坊黄姓
之女，年方二十二岁，始因经闭，服行经之药不效，
后泄泻不止、食少、骨瘦如柴，服四神、八味之类，

泻益甚，而五更至天明数次，便后带血。余主用《金匮》黄土汤，以赤石脂易黄土，以干姜易附子，每服加生鹿茸五钱，意以先止其泄泻便红，然后再调其经水，连服八剂，泄泻如故，而经水通矣。又服五剂，泻血俱止。后服六君子汤加干姜收功。可知鹿茸入冲任督三脉，大能补血，非无情之草木所可比也。又阅喻嘉言《寓意草》，载杨季登之女，经闭年余，发热食少，肌削多汗，而成劳怯。医见多汗，误谓虚也，投参术，其血愈涸。余诊时，见汗出如蒸笼气水，谓曰：此证可疗处，全在有汗。盖经血内闭止，有从皮毛间透出一路，以汗亦血也，设无汗而血不流，则皮毛干槁而死矣。宜用极苦之药以敛其血，入内而下通于冲脉，则热退经行而血自止，非补药所能效也。于是以龙荟丸日进三次。月余，忽觉经血略至，汗热稍轻。姑减前丸，只日进一次。又一月，经血大至，淋漓五日，而诸病全瘳矣。附此二案，为一虚一实之对，学者当一隅而三反之。

门人问曰：女科书一病一方，且一病而有数方，其方倍于男子。此书于调经一书，只取一十九方，毋乃太简乎？

曰：《内经》只有十二方，《伤寒论》只有一百一十三方，《金匮》只有一百四十三方，可以谓之方，唐以后合法者甚少，其余不过汇集药品，不可以名方。而女科所传之方，更为浅陋，大失《神农本经》之旨与伊圣制方之法。浅陋之方，姑任浅陋之医辈用之，浅陋之病家服之，服之不愈亦无怨言，或日久而病气衰亦自愈，余姑置弗论也。今诸同学皆好学深思士也。儒者以济人为心，以我之独知俯视一切，未免惊俗。恐济人不广，礼贵从俗，医道何独不然。今取习用之方而精选之，即如四物汤，本浅近而无深义也，余则加入香附、茯神各二钱为佐，是取铁瓮道人之交感丸，参赞其内；交感者，以气之化于无形也。又如炙甘草四钱为君，是取仲景先生之复脉汤，主持其际；复脉者，以血之运而不息也。变浅近为神奇。惟熟读《内经》《本经》、仲景书者，方信余言之不谬。又有加减套法：经血先期而至，加芩、连、知、柏；后期而至，加姜、桂、艾叶。实者加陈皮、枳实；虚者加人参、白术；大实而闭者，加大黄、枳实、桃仁、牛膝，更佐以抵当汤、桃仁承气汤；大虚而枯者，加参、术、鹿茸、牛膝外，更加以人参养荣汤。经行而腹痛拒按者，加延胡索、木香；经已行而腹痛者，加人参、白术、干姜。经水不通，逆行而为吐血、衄血者，加牛膝、泽兰、韭汁、童便。若腹中素有痞，饮食满闷者，除地黄加枳实、半夏。色紫者，风也，加荆、防、白芷；黑者，热甚也，加芩、连、丹皮、地骨皮；淡白者，虚也，有夹痰停水以混之，加参、芪、陈、半；色如烟尘，水如屋漏水者，合二陈汤，再加防风、秦艽、苍术；如豆汁者，加芩、连；或带黄浑浊者，湿痰也，或成块作片，血不变者，气滞也，加元胡、枳实、陈皮。色变紫黑者，属热者多，属寒者亦有之，宜察脉审症。此外，若恶寒、发热、头痛，有汗加桂枝、姜、枣，无汗加麻黄、细辛之类，详于海藏六合汤不赘。其余归脾、逍遥各方，虽不可与《内经》四乌鲗骨一藘茹丸等方并论，而视益母胜金丹、巽顺丸之类，则夐乎远矣！

古今方十九首

平胃散

治土气太过，经血不调。《达生篇》：加芒硝能下死胎。

六君子汤

方中参、术、苓、草，脾药也；陈皮、半夏，胃药也；经血生于脾胃，故加归、芍之类，便是调经之方。

四物汤

妇科总方，时人习用之，方中妙在川芎一味。

新定加味四物汤

方论见上。

十全大补汤　八珍汤

二方气血双补，其用药品虽云板实，却亦平稳可从。

人参养荣汤

五脏兼补，视八珍、十全更高一格，以药品之轻重得法也。

生白芍一钱五分　　人参　当归　陈皮　桂心徐灵胎《兰台轨范》云：是小桂枝去皮，非肉桂心　黄芪　茯苓　白术　炙草各一钱　远志去骨，五分　　五味十四粒　熟地七分半

加生姜三片，红枣二枚，水煎温服。

四乌鲗鱼骨一蔍茹丸《内经》

调经种子，亦治男人阳痿。

乌鲗鱼骨四两，去甲　蔍茹一两

长男蔚按：以雀卵丸，如小豆大，食前以鲍鱼汁送下五丸，今酌增为二钱。后人用白毛黑骨雄鸡一只，去毛肠，不见水擦干，用当归二两，川芎一两，入前药于鸡腹内，加酒二碗，童便一碗，蒸到汁干，将鸡取净肉，和药晒焙为末；或加香附四两，炒紫茯神、人参各一两，为末，炼蜜为丸，如梧桐子大，酒送下，或米汤送下。

抵当汤

通瘀猛剂。见《伤寒论》。

桃仁承气汤

通瘀缓剂。见《伤寒论》。

蚕砂酒

治月经久闭。按：此方较上二方更为平稳。

蚕砂四两，炒半黄色　　无灰酒一壶

上重汤煮熟，去砂，温饮一盏即通。

归脾汤《内经》

二阳之病发心脾一节，此方颇合经旨。

当归　茯神　人参　炙芪　白术　枣仁　龙眼肉各二钱　远志　木香　炙草各一钱

上水煎服。

高鼓峰云：男妇怯弱，不论何症，只以此方去木香，加芍药、麦冬、五味子，服至月余必愈。吾不知也。按：方中全赖木香一味，若去之何以成归脾汤乎？若有寒热往来，可加柴胡、芍药；若潮热骨蒸，加丹皮、地骨皮、栀子；若起于怫郁，加贝母、黄连；若腹痛经闭，加桃仁、红花、元胡索之类。

逍遥散

女子善怀，每多忧郁，此方解肝郁也，而诸郁无不兼治。赵养葵谓：五郁皆属于肝也。方从小柴胡汤套出。

越鞠丸《丹溪》

解郁总方。《易思兰医案》治寒热虚实一切杂病，皆从此方变化，屡用屡验。

香附_{童便制}　山栀　川芎　苍术　六神曲

以蒸饼为丸，每服三钱，陈米汤送下。

温经汤

治经闭或经行过多，或崩漏不止，或久不受胎，统名带下。

吴萸^{三两}　当归　川芎　芍药　人参　桂枝　阿胶
丹皮　甘草^{各二两}　生姜^{三两，一本二两}　半夏^{半升，一本一升}
麦冬^{一升}

上十二味，以水一斗，煮取三升，分温三服。

亦主妇人少腹寒，久久不受胎，及过期不来。

歌曰：口干腹满掌心烧，卅六痾该^{谓十二瘕、九痛、七害、五伤、三痼，共三十六种，详于《金匮浅注》中，不赘}带下条，归芎胶芍权各二，^{权称钟也。称其数各二两。}桂参丹草数相侔，^{八物同用二两也。}整升重用^{麦门冬胜任，}减半^{一升减其半，只有半升也。}相需半夏速求，更佐^{吴茱萸生姜各三两，}

闭至期不来崩来而过多**不育**少腹寒，久不受胎者。**各探幽。**

次男元犀**按**：当归、川芎、芍药、阿胶，肝药也；丹皮、桂枝，即心药也；吴茱萸，肝药，亦胃药也；半夏，胃药，亦冲药也；麦门冬、甘草，即胃药也；人参补五脏；生姜利诸气也。病在经血，以血生于心藏于肝也；冲为血海也，胃属阳明，厥阴冲脉丽之也。然细绎方意，以阳阴为主，吴茱萸用至三两，驱阳阴中土之寒；即以麦门冬用至一升，滋阳明中土之燥；一寒一热，不使隅偏，所以谓之温也。半夏用至半升、生姜用至三两者，以姜能去秽而胃气安，夏能降逆而胃气顺也。其余皆相辅而成其温之之用，绝无逐瘀之品，故过期不来者能通之，月经来过多者能止之，少腹寒不受胎者并能治之，其神妙不可言矣！

六味丸

壮水之主，以制阳光。

桂附八味丸

益火之源，以消阴翳。二方治妇人经病。无子加香附童便浸、川贝母、当归各三两，艾叶醋炒二两，多效。

当归补血汤

治血虚发热，证类白虎，但脉不洪长以别之。

黄芪一两 当归三钱

上水煎服。尤在泾《金匮翼》有生地五钱，甘草二钱，余未知其所本。

麦门冬汤

治火逆上气，咽喉不利，止逆下气。

长孙男心典橐按：可借治妇人返经、上逆、吐衄等证。盖以此方专入阳明。阳明之脉，以下行为顺，上行为逆；冲任之脉，丽于阳明；三经主血，故以此方为正治之法。若去粳米，加蜂蜜八钱，取百花之精华，以补既亡之胃阴，更为周到。然阳明因虚火而逆者固宜此汤，阳明因虚寒而逆者，舍吴茱萸之温降，将何道以镇纳之乎？噫嘻！吐血、衄血之证，违众说而专主此汤，恐汉、唐以下，至今日而始闻是语也。

麦门冬四钱，不去心 煮半夏二钱 大枣二枚 炙甘草一钱 粳米三钱半 人参一钱上诸味，清水煎服。

修园与诸生，讲学于嵩山之井上草堂，座中有谓某医，自夸为女科名手，执其常用之方来询，余不觉大发一叹，曰：女科本无纯粹可观之书，而世上医辈更不必深求之也。然而相传习用之药，不自知其为害人之品者，则有四：一曰丹参，谓丹参不寒不燥，不补不攻，一味功兼四物，且能去瘀血生新血。李士材谓其去瘀之功，多于生血，为妇人之要药。岂知《本草经》云：丹参味苦微寒，主心腹邪气，肠鸣幽幽如走水，寒热积聚，破癥除瘕，止烦满，益气。一名却蝉，生山谷。通共三十八字。其云主心腹邪气，邪气二字，即下文寒热之气也。邪在心则烦，邪在腹则满，肠居腹内，邪气走于肠中，故幽幽鸣如走水。积聚亦病于腹，积而不散、推之不移为癥，癥者征也，以其有形可征也；或聚或散、推之不移为瘕，瘕者假也，言其假借而成也。其云益气者，通章以心腹邪气为提纲，邪气既除，则正气自然受益，非丹参能补益之也。详《经》文之旨，专主驱邪，且驱心腹之里邪，与四物汤之功用，冰炭相反。若以平时调理胎前、产后之常药辄用之，攻伐无过，脏气大伤，即孟夫子所谓安其危而利其灾，乐其所亡是也。此女科习用丹参之害人一也。二曰益母，谓益母能通血脉，调经水，去瘀生新，为妇人之良药。岂知《本草经》云：茺蔚子味辛微温，主明目益精，除水气，久服轻身。茎主瘾疹痒，轻可作浴汤。一名益母，一名益明，一名大札，生池泽。通共四十一字，无一字言及妇人经产之证。其云"微温"者，得春木之气也；味辛者，得秋金之味也。木有制则其性和，性和则有轻身之效，《经》所谓风能生物是也。其云"明目"者，以肝开窍于目也。其云益精者，以精生于饮食之精华，先散于肝而后藏之于肾也。茎主瘾疹痒者，以洗浴能去肌表之风也。若产后肤表微微发热，是外感微风，与此物甚为对症，若重症则不足恃矣。况症重药轻，则病势日甚一日，终至败坏而莫挽。若辈东请西延，别有杀人不见血之技，修园恶之，此女科习益母草之害人二也。三曰何首乌，时医以熟地黄大补阴血，恐其腻膈减食，竟以何首乌代之。

岂知何首乌《本草经》不载，而《开宝》有之，极赞其功，但为后人新增之品，或逞其臆见，或得之传闻，不足尚也。余惟于久疟偶用之，取其味涩之能截疟也；久痢偶用之，取其味苦之能坚肠也。若谓其能滋阴补肾，如《开宝》所夸之效，吾不信也。盖药之能滋润者，必其脂液之足也；药之能补养者，必其气味之和也。试问滞涩如首乌，何以能滋？苦劣如首乌，何以能补？正与地黄相反，何以谓其功用相同而相代乎？此女科习用何首乌之害人三也。四曰郁金，谓妇人之病，多起于郁，郁金能解诸郁，为妇人之良药。而不知此物《神农本草经》不载，而《唐本》有之。《唐本》云：郁金味苦寒，主血积，下气生肌，上血破恶血，血淋、尿血、金疮。原文只此二十三字。其云气味苦寒者，谓气寒而善降，味苦而善泄也。其云血积者，血不行则为积，积不去则为恶血。血逆于上，从口鼻而出，则为衄血、吐血；血走于下，从便溺而出，有痛为血淋，无痛为尿血；金疮之瘀血不去，则血水不断，不能生肌。此物所以统主之者，以其病原皆由于积血，特取其大有破恶血之功也。盖血以气为主，又标之曰：下气者以苦寒大泄其气，即所以大破其血，视他药更进一步。"解郁"二字，不见经传，切不可惑此邪说。若经水不调因实而闭者，不妨以此决之。若因虚而闭者，是其寇仇。且病起于郁者，即《内经》所谓二阳之病发心脾，大有深旨。若错认此药为解郁而频用之，十不救一。至于怀孕最忌攻破，此药更不可以沾唇。即在产后，非热结停瘀者，亦不可轻用。若外邪未净者，以此擅攻其内，则邪气乘虚而内陷。若气血两虚者，以此重虚其虚，则气血无根而暴脱。此女科习用郁金之害人四也。圣经灼然可据，杂书杂说居然鱼目混珠，甚为不解。昔人谓不读人间非圣书，吾深有昧乎斯言也！尝考神农作赭鞭钩制，从六阴阳与太乙，外五岳四渎，土地所生，草石骨肉心灰毛羽干类，皆鞭问之。得其所能治主，当其五味，一日七十毒，是《神农本草经》为辨药之祖。何以后人食唐、宋以后之唾余，或取杂书附会铺张之说及各氏臆断邪说，竟与圣经为难？斯人也，侮圣人之言，吾有四字勘语曰"庸恶陋劣"，不可以为医。《人镜经》谓当碎其碑，污其面，正非过激之谈。

种 子

门人问曰：妇人何以无子？

曰：妇人无子，皆由经水不调。经水所以不调者，皆由内有七情之伤、外有六淫之感，或气血偏盛、阴阳相乘所致。种子之法，即在于调经之中，前论已详矣。若经水既调，身无他病，而亦不孕者，一则身体过于肥盛，脂满子宫而不纳精也，前人有启宫丸一方颇超然。修园最厌女科书，排列许多方名，徒乱人意，究竟是二陈汤加苍术、川芎、六神曲、香附之类，不如直说出来更妙。一则身体过于羸瘦，子宫无血而精不聚也，景岳有育麟珠极效，然亦是八珍汤加菟丝子、鹿茸霜、川椒、杜仲四味，似亦不必另立名色也。其有生女不生男者，系以男人督脉不足，阳不胜阴；令其男人以鹿茸四具，人参一斤，远志四两，菟丝子半斤，醇酒为丸服之。

所谓得其要者一言而尽，他书皆繁而无当也。

启宫丸

时方。

半夏制　苍术　香附各四两，童便浸，炒　六神曲炒
茯苓生，研　陈皮各二两，盐水炒　川芎三两酒炒

蒸饼丸，酒下三钱服。苍术，又一本作白术。

育麟珠

时方。

鹿角霜　川芎　白芍　生白术　茯苓各二两　川
椒一两　人参二两　当归四两　杜仲　甘草各一两　菟
丝　地黄各四两

上为末，炼蜜为丸，如梧桐子大，米汤无灰酒
送下。

门人问曰：妇人不能得孕，或易于得孕，可以
诊脉而预知之否乎？

曰：陈楚良云：人身血气，各有虚实寒热之异，
惟察脉可以知，舍脉而独言药者，妄也。脉不宜太
过而数，数则为热；不宜不及而迟，迟则为寒；不
宜太有力而实，实者正气虚，火邪乘之以实也；治

法当散郁，以伐其邪，邪去而后正可补；不宜太无力而虚，虚乃血气虚也，治法当补其气血。又有女子气多血少，寒热不调，月水违期，皆当诊脉，而以活法治之。务使夫妇之脉，和平有力，交合有期，不妄用药，乃能生子也。

门人问曰：东垣言：妇人经水甫静，三日前交者成男，以精盛于血；三日后交者成女，以血盛于精也。七日子宫既闭，虽交而亦不孕。褚氏言：血先至裹精以生男，精先至裹血则生女。《道藏》言：月水净后，一、三、五成男，二、四、六成女。《圣济》言：因气而左动，阳资之则成男；因气而右动，阴资之则成女。程鸣谦言：精之百脉齐到盛乎血则成男；血之百脉齐到盛乎精则成女。此皆一偏之言，不足以语乾坤、阴阳之道也。老子云："天法道，道法自然，亦惟顺之而已。"然天命虽听其自然，而人事亦不可不尽。敢问求嗣果有其法否乎？曰：袁了凡云：天地生物，必有细缊之时；万物化生，必有乐育之候。猫犬至微，将受娠也，其雌必狂呼而奔跳，以细缊乐育之气触之不能自止耳，此天然之节候，生化之真机也。凡妇人一月经行一度，必有一日纲缊之候，于一时辰间，气蒸而热，昏而闷，有欲交接不可忍之状，此的候也。此时逆而取之则成丹，顺而施之则成胎矣。

门人问曰：妇科论种子繁杂无所适从，而至当不易之法，当宗谁氏？

曰：宋·骆龙吉《内经拾遗》一书，明人增补之，内附种子论一首，方三首，卓然不凡。论云：男女媾精，万物化生，则偏阴不生，偏阳不长，理必有然者也。然夫妇交媾而不适其会，亦偏阴偏阳之谓也，则以无子而诿于天命，岂不泥乎！间有资药饵以养精血，候月经以种孕育，多峻补以求诡遇，又求嗣未得，而害已随之，深可痛可惜也！兹幸拜名师，于百年中而得有秘授焉：一曰择地，二曰养种，三曰乘时，四曰投虚。地则母之血也，种则父之精也，时则精血交感之会也，虚则去旧生新之初也。余闻之师曰：母不受胎者，气盛血衰故也。衰由伤于寒热，感于七情，气凝血滞，荣卫不和，以致经水前后多少，谓之阴失其道，何以能受？父不种子，气虚精弱故也。弱由过于色欲，伤乎五脏，脏皆有精而藏于肾，肾精既弱，辟之射者力微，矢枉不能中的，谓之阳失其道，何以能种？故腴地不发瘠种，而大粒亦不长硗地，调经养精之道所宜讲也，诚精血盛矣，又必待时而动，乘虚而入，如月经一来即记其时，算至三十时辰，则秽气涤净，新血初萌，虚之时也，乘而投之。如恐情窦不开，阴阳背驰，则有奇砭，纳之户内，以动其欲。庶子宫开，两情美，真元媾合，如鱼得水，虽素不孕者亦孕矣。此法历试历验，百发百中者也，岂谬言哉。及其既孕，欲审男女，先以父生年一爻在下，母生年一爻在上，后以受胎之月居中。或遇乾、坎、艮、震，阳象也，则生男；或遇巽、离、坤、兑，阴象也，则生女。有可预知者焉。呜呼！始而无子者，非天也，人自戕其天也。已而有子者，亦非天也，人定可以胜天也。

时方三首

广嗣丸

此方乃论中所谓奇砭纳之户内者也。

沉香　丁香　吴萸　官桂　白及 _{各一钱}　蛇床
子　木鳖子　杏仁　砂仁　细辛 _{各二钱}

上十味，炼蜜为丸，如绿豆大。

固精丸

以下二方，乃论中所谓养精调经之平和药也。

附子 _{一枚，重八钱，脐心作窍如皂角子大，入朱砂三钱，湿}
_{纸包煨，用一半}　牡蛎 _{一枚，漳泉二府所出者，童便涂遍，厚纸}
_{裹，米醋浸透，盐泥固济候干，以炭三斤煨之}　桂心 _{去皮}　龙齿
当归 _{酒焙洗}　乌药 _{天台者}　益智 _{去枝梗}　杜仲 _{酒洗去丝}　石
菖蒲 _{烧去毛}　山茱 _{去枝梗}　牛膝 _{酒浸}　秦艽　细辛　桔梗
半夏 _{盐汤泡七次}　防风　川椒 _{去子并合口者}　茯神　白
芍 _{各三钱}　干姜 _{一两半，炒半生}　辽参 _{一两}

上二十一味，研，糯米为丸，取附子肉、朱砂
为衣，如桐子大，每服三十丸，加至七十丸，空心

淡醋汤或盐汤任下。

增损地黄丸

治月经不调，久而无子。

当归二两，全用　熟地黄半斤，怀庆者佳　黄连一两，净

上三味，酒浸一宿，焙干为末，炼蜜为丸，桐子大，每服五十丸至一百丸。如经少，温酒下，经多，米汤下。

外备方三首

五子衍宗丸

治男人精虚无子，阳事不举。

菟丝子八两　枸杞子　覆盆子各四两　五味子　车前子各三两

炼蜜为丸，如梧桐子大，每早米汤送下三钱。时法以左尺虚，为天一之水衰，宜合六味地黄丸；右尺虚，为地二之火衰，宜合桂附地黄丸；两尺俱虚，为水火俱衰，宜合十补丸。余每用加人参、鹿

茸、鱼鳔各四两，或以黄芪一斤，熬膏和蜜炼为丸，为效较速。

长孙男心典**按**：凡物之多子者，久服之亦令人多子。且菟丝子、车前煮汁，胶腻极似人精，故能益精而聚精；况又得枸杞、覆盆，皆滋润之品以助之乎！尤妙在五味子收涩，与车前子之通利并用，大具天然开阖之妙，亦时方之颇有意义者。

修园于女科择用数方之后，必短注数语，诸子读之，咸谓语短味长。起而问曰：脾胃之药以米汤送下，正法也。而治肝之剂亦用之者，取震坤合德之义也。治肺之剂亦用之，取土旺生金之义也。治心之剂亦用之，取火归土旺之义也。惟肾处最下，用药宜速其下行，若杂以脾胃之药，恐逗留其下行之性，濡滞于中而作胀。前者时行之某医，治一老妇，评于方后云：老年阴虚，当以六味地黄丸为主，而脾胃又须兼顾，加入粳米八钱，为脾胃双补立法。夫子闻之而喷饭。兹何以补肾诸丸，而以米汤送下乎？

曰：《内经》云：精不足者补之以味。味者，五谷之正味也。扁鹊云：损其肾者益其精。精者，五谷之精华也。《洪范》论味，而曰稼穑作甘。甘者，正味也。世间物惟五谷得味之正，但能淡食谷味，最能养精。袁了凡云：煮粥饭中，有厚汁滚作一团者，此米之精液所聚，食之最能补精。余于补肾各丸，必以米汤送下者，此物此志也。若时医以熟地黄与白术、粳米同用者，则有毫厘千里之差耳！

十补丸

治气血两虚，先天之水火俱衰，少年而有老态者。

鹿茸　泽泻　附子　肉桂　山茱　山药　茯神　人参　当归　白术各等分

炼蜜为丸，如梧桐子大，米汤送下三钱。此方与十全大补同意。但十全大补汤从气血之流行处著眼，气血者，后天有形之用也。此方从水火之根本处著眼，水火者，此是先天无形之体也；二方之分别在此。

新定加味交感丸

治妇人不育。

香附去毛，水浸一昼夜，炒老黄色，半斤　菟丝子一斤，制
当归童便浸，晒干　茯神各四两，生研

炼蜜为丸，如梧桐子大，每早晚各服三钱，米汤下。

次孙男心兰禀按：水与土相调，则草木生；脾与肾相和，则胎息成。菟丝子一物而备水土之气，故取之为君；当归能滋子宫之干燥，故取之为使；至于香附、茯神、铁瓮翁，名交感丸，其效详载于《内经拾遗》中，不待赘论。

门人问曰：转女为男，果有此法否乎？

曰：于传有之。有令孕妇佩极大之雄黄者；有令著本夫之衣冠，环水井而左旋三周，面觑井中之形，不令人见者；又于床下暗存刀斧，刀背向上，刀口向下者；密存雄鸡毛羽于席下者。吾亦姑藏其说而弗论。大抵厚积阴功广行善事，而不没人善，更为第一善事，不必持斋祈祷，定叫熊罴之占。

卷 二

胎 前

门人问曰：《金匮》妊娠一门，夫子之注甚详，恐难为浅学道也。此外，还有简易之法，贤愚可共晓否？

曰：夫道一而已矣，浅者自见其浅，深者自见其深也。《金匮》本于《灵》《素》，后之高明者，得《金匮》之一知半解，敷衍成篇。如今之举业家，取五经四书题目，作臭腐时文，文无定体，惟不失立言之语气，而合时文之法度，斯得矣！兹且从俗而言时法。王海藏云：胎前气血和平，则百病不生。若气旺而热，热则耗气血而胎不安，当清热养血为主。若起居饮食调摄得宜，绝嗜欲，安养胎气，虽感别症，总以安胎为主。又云：安胎之法有二，如母病以致动胎者，但疗母则胎自安；或胎气不固，或有触动以致母病者，宜安胎则母自愈。汪石山云：凡胎前总以养血健脾、清热疏气为主，吾乡称为女科之最上者，父子相传，不外此说。而更深一步者，赵养葵云：胎茎之系于脾，犹钟之系于梁也。若栋柱不固，栋梁亦挠；必使肾中和暖，然后胎有生气，日长而无陨坠之虞。何必定以黄芩、白术哉！此四节，平易近人，行道人不可不俯而相就，毋取惊俗为也。

门人问曰：夫子引王海藏云：热则耗气血而胎不安。而朱丹溪谓胎前当清热养血为主，以白术、黄芩为安胎之圣药。立论相同，而《金匮》治妊娠，开章即以桂枝汤为首方，且有大热之附子汤，温补之胶艾汤，不啻南辕北辙之异！究竟从仲景乎？从海藏、丹溪乎？

曰：海藏、丹溪之论，原从《金匮》常服之当归散得来。《金匮》之附子汤、胶艾汤，又与其本篇养胎之白术散同义，须审妇人平日之体气偏阴偏阳，丰厚羸瘦，致病之因寒因热，病形之多寒多热，病情之喜寒喜热，又合之于脉而治之，不可执一也。

　　门人问曰：《金匮》论妊娠，开章以桂枝汤居其首，其原文云：妇人得平脉，阴脉小弱，其人渴，不能食，无寒热，名妊娠，桂枝汤主之。于法六十日当有此证，设有医治逆者，却一月加吐下者，则绝之。各家所注，非失之浅则失之凿，请一一明之，以为一隅之举。

　　曰：《金匮》云：妇人得平脉者，言经水不行，不可为无病之人，而平脉乃无病之脉，诊见此脉有喜出望外之意，故曰得也。其云阴脉小弱者，以阴脉属下焦尺部，视上、中二部之脉，不过小弱，小弱则非等于涩，为血滞之病脉，此即《内经》所谓妇人有孕，身有病而无邪脉之旨也。其云渴不能食者，以妇人所食谷味，化为血气，下为月水，今月水乍聚而欲成胎，则中焦之气壅实。中焦者胃也，胃病则懒于纳谷，故不能食，胃病则燥气偏盛，故口干而渴也。其云无寒热者，证自内起，不关外邪，安有恶寒发热之象哉。故以渴、不能食、无寒热七字，为妊娠之确切真语也。且云于法六十日当有此证者，特为阴脉小弱一句，自明其师古而不泥古之意。《内经》云：阴搏阳别，谓之有子。言阴尺脉旺与阳寸迥别。《难经》云：按之不绝者，有孕也。亦言按阴尺而不绝也。今云阴脉小弱，何以与前圣后贤相反至此？而不知妊娠之初，月水乍聚，一月为膜，二月为胚，三月为胎。今在六十日之内，其胎尚在将成未成之间，下焦之血运于中焦，而护膜胚，则下焦转虚，所以见小弱之脉；过此胎成，则渐见阴搏与按之不绝之脉矣。其云医治逆者四句。言妊娠只有六十日，以三月成胎之数计之。却少了一个月，其形不过为一团结聚之血，岂容药之稍误？若误药而加吐下，则祸不旋踵矣！绝之者，明告其故，更以《周易》勿药之说导之也。其用桂枝汤奈何？盖以身有病而脉无故，又非寒热邪气。凡一切温凉补泻之剂，皆未尽善；惟有桂枝汤一方，调和阴阳之为得也。

门人问曰：巢元方谓妊娠一月名始形，足厥阴脉养之。二月名始膏，足少阳脉养之。三月始胎，手心主脉以养之；当此时，血不流行，形象始化。四月始受水精以成血脉，手少阳脉养之。五月始受火精以成气，足太阴脉养之。六月始受金精以成筋，足阳明脉养之。七月始受木精以成骨，手太阴脉养之。八月始受土精以成肤革，手阳明脉养之。九月始受石精以成毛发，足少阴脉养之。十月五脏六腑，关节人形皆备。陈良甫宗其说，以五行分配四时。徐之才以十月分配某月见某证则用某药。各家之说，当从否乎？

曰：十月分经养胎之说，创自隋之巢氏，张子和既斥其谬矣。须知妇人自受胎以后，十二经气血俱禀聚以养胎元，岂有某经养某月胎之理？又岂有限于某月必见某证，必用某方施治之理？齐东野人之语，吾辈切勿述之以污口。

门人问曰：时医相传口诀，谓胎前无寒，吾乡女科俱宗此说，然其说与丹溪辈吻合者多，而求之《金匮》则大不然矣。《金匮》云：妇人怀孕六七月，脉弦发热，其胎愈胀，腹痛恶寒者，少腹如扇，所以然者，子脏开故也。当以附子汤温其脏。仲景安胎用附子汤，大有取义。今人置而勿用，岂古法不堪为今用欤？

曰：医之所贵者，力学之外，得明师益友。日举其所治之证与圣经之异同，合而讲论，始知其妙。其云妇人怀孕六七月，其六七月之前，身无大病可知也。今诊其脉弦，弦为阴象，其身发热，热为阳浮，其胎愈胀，胀为虚寒。何以谓之曰愈？愈者，更加之意也。吾于此一字，而知此妇人本脏素属虚寒者，常有微胀，今因病而增胀，故曰愈也，且可因此一字而定其脉。弦为阴盛于内，发热为阳格于外也。且人之一身，以背与腹分其阴阳也。背为阳，而头项该括其中。腹为阴，而大小腹该括其中。今痛而恶寒，不在阳部之背与头项，而在阴部之腹大腹，在脐上之中脘、下脘，乃太阴坤土、阳明中土所属也。小腹在于脐下，乃少阴水脏、膀胱水腑之所属也。小腹两旁名为少腹，乃厥阴肝脏、胞中血海之所居也。今云小腹如扇者，实指子脏虚寒，不能司闭藏之令，故阴中寒气，习习如扇也。附子汤方，《金匮》阙之，其为《伤寒论·少阴篇》之附子汤无疑。《张氏医通》云：世人皆以附子为堕胎百药长，仲景独以为安胎之圣药，若非神而明之，莫敢轻试也。

门人问曰：妊娠二三月，心烦、恶食、呕吐等证，医名恶阻；得胎后，腹常痛，医名胞阻。但恶阻证《金匮》无其名，而胞阻则有之。但阻者，阻隔之义，隔者宜通，保胎岂得用通之法乎？不然何以谓之阻乎？

曰：《金匮》虽无恶阻之名，而第一节云：其人渴，不能食，无寒热，名妊娠，桂枝汤主之。一本"渴"字作"呕"字，注家谓为恶阻，《产宝》谓为子病是也。呕吐不止者，《金匮》用半夏人参丸，主胃有寒饮。若胃热上行而呕吐，《千金》于此方，以生姜易干姜，加茯苓、麦冬，重加鲜竹茹，作汤甚效。方中取半夏味辛降逆，辛则性烈，以直通其阻隔。楼全善、薛立斋皆谓为治恶阻之良方。高鼓峰谓与参、术同用，不独于胎无碍，而且大有健脾、安胎之功。余每用六君子汤辄效。至于胞阻，《金匮》则与漏下、俗名漱经。半产、四五月堕胎，谓之半产。半产后下血不绝、伤其血海。妊娠因癥而下血《金匮》用桂枝茯苓丸下其癥而安其胎。合而并论。盖以胞阻与各证，皆为冲任二脉之所司，病异而源同也。且夫妊娠之胎气，原由阳精内成与阴血外养之者也。今阴血之自结，与胎阻隔而不相和，阴结阴位，所以腹中作痛。书云：通则不痛。通之即所以安之，惟胶艾汤丝丝入扣。且胞阻与所云漏下等证，皆阴阳失于抱负，坤土失于隄防所致。《金匮》制此方以统治各病，微乎！微乎！方中芎、归宜通其阳血，芍、地宜通其阴血，又得阿胶血肉之品，同类相从以养之，皆令阴阳之抱负也。甘草缓中解急，又得艾叶温暖子宫，补火而生土者以助之，皆令坤土之隄防也，故为调经、止漏、安胎、养血之良方。

又问：《金匮》云：妇人腹中疞痛，当归芍药散主之，亦是胞阻与否？

曰：疞痛者，微痛而绵绵也。乃脾虚反受水凌，郁欲求伸不得，故绵绵作痛，宜当归芍药散兼渗其湿，与胞阻之治不同。

门人问曰：《金匮》云：妇人妊娠，宜当归散主之，此以凉补为安胎法也。又云：妊娠养胎，白术散主之，此以温补为安胎法也。今皆宗丹溪黄芩、白术为安胎之圣药之说，是白术散用蜀椒之法可以永废矣。夫子以为何如？

曰：二方皆主白术，谓白术为安胎之圣药则可；又合黄芩以并言，则未免为一偏之言耳。凡瘦人多火，火盛则耗血而伤胎，宜用当归散。肥白人外盛内虚，虚则生寒，而胎不长，宜用白术散。余内子每得胎三月必坠，遵丹溪法，用药连坠五次。后余赴省应试，内子胎适三个月，漏红欲坠，先慈延族伯字延义，以四物汤加鹿角胶、补骨脂、杜仲、续断各二钱，一服而安。令每旬一次。余归六个月矣，阅其方大为一骇！叹曰：补骨脂《本草》载其坠胎，又合鹿角胶、杜仲之温，川芎之行以助之，竟能如此之效！设余在家，势必力争，又以黄芩、白术坠之矣！此后凡遇胎欲坠之证，不敢专主凉血；而半产应期而坠者，专主火衰论治。扁鹊谓：命门为男子藏精、女子系胞之所，胎孕系于命门，命门之火，即是元气，以此养胎，故有日长之势。譬如果实，生于春而结于夏，若春夏忽作非时之寒气凉风，则果实亦因之以黄陨矣。惟用大补大温之剂，令子宫常得暖气，则胎自日长而有成。若非惯患半产，不必小题大做。凡得胎后，预服扶胎之药，以防漏坠，只用平补之法，余新定所以载丸，最验。

门人问曰：夫子前刻《三字经》，引徐忠可谓《金匮》妊娠篇凡十方，而丸散居七，汤居三，盖以汤者荡也，妊娠当以安胎为主，则攻补皆宜缓，不宜峻故也。但十方间有未录者，未知其故？

曰：古人识见百倍于今人，凡未悉其所以然之妙者，恐针锋不能相对，贻误后人，故姑阙之。且当归散、白术散二方，余亦罕用也。

门人问曰：海藏以四物等分，随所患之证，加入二味，名六合汤，驱病而无损于胎，且亦简便可从，夫子何不全录之以为法乎？

曰：四物汤为妇科之总方，海藏取之以护胎，胎得所护，则寒、热、攻、补之峻剂，俱在胎外，以除病而胎元则晏然，不知此法甚巧而可从。但伤寒宜按六经而加之，杂病宜取按各病之主药而加之，难以预定为何药。且海藏表实方加麻黄、细辛尚无大误；而表虚方加防风、苍术，则失之远矣！何不

云一合麻黄汤，一合桂枝汤之为得乎！吾更推其意
而论证之。子满者，孕妇忽见通身肿满，是胎中夹
水，水与血相搏，前方加白术、陈皮、茯苓、泽泻。
子气者，病在气而不在水，气滞而足面肿、喘闷烦
食，甚则脚指出黄水，前方去地黄，加香附、紫苏、
陈皮、天仙藤、炙甘草，金匮葵子茯苓散慎勿轻用。
子悬者，何柏斋谓为浊气举胎上凑也；胎热气逆、
心胃胀满，前方去地黄，加紫苏、陈皮、大腹皮、
人参、甘草、生姜。子烦者，心中懊恼、口燥心烦，
前方加麦冬、知母、竹叶、人参、甘草。子淋者，
孕妇小便涩少，乃肺燥而天气不降，前方加天门冬
以清之；肾燥而地气不升，前方加细辛以润之；佐
木通、茯苓以通其便，人参、甘草以补其虚，即本
草安荣散之义。而《金匮》云：妊娠，小便难，饮
食如故，以当归贝母苦参丸主之。大意以肺之治节，
行于膀胱，则热邪之气除，而淋沥自止。而转胞
证，又与子淋、便难二证分别，或因禀受弱者，或
因忧郁伤脾者，或因性急伤肝者，或因忍小便所致
者。大抵胎下而压胞，胞系了戾不通，其状小腹急

痛、不得小便，甚至致死，必令胎能举起，悬在中央，胞系得疏，水道自行。前方加参、术、陈、半、升麻、生姜，空心服之，或服药后以手探吐，吐后又服之。又《金匮》云：但利小便则愈，宜肾气丸主之。意者，胞之所以正者。胞之前后左右，皆大气充满，扶之使正，此方大补肾中之气，所以神效。子嗽者，怀孕咳嗽，由于火盛克金，前方加桑白皮、天门冬、紫菀、竹茹、甘草。子痫者，怀孕卒倒无知、目吊口噤、角弓反张，系肝风内动，火势乘风而迅发，前方加羚羊角、钩藤、竹沥、贝母、僵蚕；甚者间服风引汤，继以竹叶石膏汤、鸡子黄连汤以急救之。子鸣者，妊娠腹内儿有哭声，乃脐下疙瘩，儿含口中，因孕妇登高举臂，脱出儿口，以作此声，前方加茯苓、白术，仍散钱于地，令其曲腰拾之，一二刻间疙瘩入儿口，其鸣即止。子喑者，妊娠八九月间，忽然不语。盖胎系于肾，肾脉荣舌本，今因胎气壅闭，肾脉阻塞，应静候其分娩后，则自愈；或用前方加茯苓、远志，一二服亦可。凡此之类，言之不尽，学者以意通之可也。

门人问曰：妇人妊娠之脉何如？

曰：《内经》及后贤论脉皆繁而难学，惟普明子简便可从。普明子云：经云：妇人有孕者，身有病而无邪脉也。有病，谓经闭。无邪脉，谓脉息如常，不断绝也。经又云：手少阴脉动甚者，孕子也。少阴心也，心主血脉，心脉旺则血旺，而为孕子之兆。经又云：阴搏阳别，谓之有子。言二尺脉旺，与两寸迥别，亦为有孕。以上三者，但得其一，即为孕脉。分而占之，合而推之，而孕脉无遁情矣。或谓流利雀啄，亦为孕脉，何也？

答曰：流利者，血正旺。雀啄者，经脉闭塞不行。故脉疾而歇，至此数月之胎也。不知者断为病脉，则令人耻笑。

或为孕有男女，何以脉而知之乎？

答曰：左寸为太阳，脉浮大知为男也；右寸为太阴，脉沉实知为女也；若两寸皆浮大，主生二男；两尺皆沉实，主生二女。凡胎孕弦、紧、滑、利为顺，沉、细、微、弱为逆也。

门人问曰：妊娠有食忌、药忌，当以谁氏

为主?

曰：此一定之板法。《达生篇》及《妇人良方》《女科大成》《济阴纲目》等书，皆互相沿习，今以普明子所定为主。普明子云：有孕之后，凡忌食之物，切宜戒食。

一食鸡子糯米，令子生寸白虫；一食羊肝，令子多疾；一食鲤鱼，令子成疳；一食犬肉，令子无声；一食兔肉，令子缺唇；一食鳖肉，令子项短；一食鸭子，令子心寒；一食螃蟹，多致横生；一食雀肉，令子多淫；一食豆酱，令子发哮；一食野兽肉，令子多怪疾；一食生姜，令子多指；一食水鸡、鳝鱼，令子生癫；一食骡、马肉，延月难生。如此之类，无不验者，所当深戒。

又云：妊孕药忌歌，凡数十种，推之尚不止此。然药中如斑蝥、水蛭、蛇蜕、蜈蚣、水银、信砒等药，皆非恒用之品，姑置不论。兹特选其易犯者约纂数语，俾医者举笔存神，免致差误。其他怪异、峻险之品，在有孕时，自应避忌，不待言也。

歌曰：乌头附子与天雄，牛黄巴豆并桃仁；芒

硝大黄牡丹桂，牛膝藜芦茅茜根；槐角红花与皂角，
三棱莪术薏苡仁；干漆菌茹瞿麦穗，半夏南星通草
同；干姜大蒜马刀豆，延胡常山麝莫闻。此系妇人
胎前忌，常须记念在心胸。

长孙心典按：上药忌犯似矣。然安胎止呕有用半
夏者，娠孕热病有用大黄者，娠孕中寒有用干姜、
桂、附者，是何说也？昔黄帝问于岐伯曰：妇人重
身，毒之何如？岐伯对曰：有故无殒，亦无殒也。
大积大聚，其可犯也，衰其大半而止。有故者，谓
有病；无殒者，无殒乎胎也；亦无殒者，于产母亦
无殒也。盖有病则病当之，故毒药无损乎胎气。然
大积大聚，病势坚强，乃可以投之，又须得半而止，
不宜过剂，则慎之又慎矣！用药者，可不按岐黄之
大法耶？

门人问曰：临产将护及救治之法何如？

曰：《达生篇》一书，发挥详尽，一字一珠，不
必再赘。凡男人遇本妇怀孕，宜执此书，日与讲论
三四页，不过半月也，可令全书熟记。较日夜与之
博弈，或闲谈消遣，孰得孰失？请一再思之。余又

于《达生篇》所未及者补之：凡验产法，腰痛腹不痛者未产；腹痛腰不痛未产；必腰腹齐痛甚紧时，此真欲产也。如或迟滞，以药投之则得矣。盖天之生人，原造化自然之妙，不用人力之造作，但顺其性之自然而已。

次男元犀按：凡新产之妇，其脏气坚固，胞胎紧实，产前宜服保生无忧散二三剂，撑开道路，则易生。此方于浆水未行时服之。若浆水既行，迟滞不产，劳倦神疲，宜十全大补汤以助其力。且恐浆水太过，血伤而胎不灵活，急宜当归补血汤，或加肉桂，或加附子随宜。此高鼓峰之心法，余屡用屡效。或交骨不开，或阴门不闭、子宫不收，三者皆元气不足。交骨不开者，前人传有加味归芎汤，张石顽立论诋之，谓每见服此，恶血凝滞，反成不救，惟大剂人参、童便入芎、归剂中，助其气血，立效。阴门不闭者，十全大补汤倍参、桂，补而敛之。子宫不收者，补中益气汤加酒芍一钱、肉桂五分，补而举之。其实张石顽之论，亦未免矫枉过正。即如加味芎归汤，谓为力量不大则可，谓为留血增病则不可。至于前人所传试验之丸，催生有华佗顺生丹、如神散。胞衣不下有失笑散、花蕊石散，业是道者不可不备。又难产，灸产妇右足小趾尖，艾炷如小豆大，三五炷立产，不可不预讲其法。

金匮方八首　时方九首

桂枝汤《金匮》

妊娠胎前第一方。尤在泾云：脉无故而身有病，而又无寒热邪气，则无可施治，惟有桂枝汤调和阴阳而已矣。徐忠可云：桂枝汤，外证得之为解肌和荣，内证得之为化气调阴阳也。今妊娠初得，上下本无病，因子宫有凝气溢上下故，但以芍药一味，固其阴气，使不得上溢；以桂甘姜枣，扶上焦之阳，而和其胃气；但令上焦之阳气充，能御相侵之阴气，足矣！未尝治病，正所以治病也。否则，以渴为邪热以解之，以不能食为脾不健而燥之，岂不谬哉！

桂枝茯苓丸

治妇人宿有癥病，成胎后三月而得漏下，又三月应期而下，而无前后参差，且动在脐上，不在脐下，可以定其为胎。有胎而仍漏下者，以旧血未去，则新血不能入胞养胎，而下走不止。此方先下其癥，即是安胎法。

桂枝　茯苓　丹皮　桃仁去皮尖　芍药各等分

上五味研末，炼蜜糊丸，如兔屎大，每日食前服一丸，不瘥，加至三丸。

歌曰：癥痼未除恐害胎，胎动于脐下，为欲落；动于脐上，是每月凑集之血；癥痼之气妨害之，而下漏也。胎安癥去悟新裁，桂苓丹芍桃同等，气血阴阳本末该。

次孙心兰裹按：桂枝、芍药，一阳一阴；茯苓、丹皮，一气一血；合之桃仁，逐旧而不伤新。为丸缓服，所以为佳。

附子汤

方见《伤寒论》。

胶艾汤

《金匮》云：妇人有漏下者，有半产后因续下血不绝者，有妊娠下血者，假令妊娠腹中痛，为胞阻，胶艾汤主之。

干地黄_{六两}　川芎　阿胶　甘草_{各二两}　艾叶
当归_{各三两}　芍药_{四两}

上七味，以水五升、清酒三升合煮；取三升，去滓，内胶令消尽，温服一升，日三服，不瘥更作。

歌曰：妊娠腹痛阻胎胞，_{名曰胞阻，以胞中之气血虚寒，而阻其化育也。}二两川芎草与胶，归艾各三芍四两，地黄六两去枝梢。

次男元犀按：芎、归、芍、地，补血之药也。然血不自生，生于阳阴之水谷，故以甘草补之；阿胶滋血海，为胎产百病之要药；艾叶暖子宫，为调经安胎之专品；合之为厥阴、少阴、阳明及冲任兼治之神剂也。后人去甘草、阿胶、艾叶，名为四物汤，则板实而不灵矣。此解与本论中所解互异，学者当于所以异处而悟其所以同，则知圣方如神龙变化，不可方物也。

当归芍药散

当归　川芎_{各三两}　芍药_{一斤}　茯苓　白术_{各四两}
泽泻_{半斤}

上六味，杵为散，取方寸匕，加酒和，日三服。

歌曰：妊娠疠痛势绵绵，<small>不若寒热之绞痛，血气之刺痛之。</small>三两芎归润且宜，芍药一斤泽减半，术苓四两妙盘施。

次男元犀**按**：怀妊腹痛，多属血虚，而血生于中气。中者，土也，土燥不生物，故以归、芎、芍滋之；土湿亦不生物，故以苓、术、泽泻渗之；燥湿得宜，则中气治而血自生，其痛自止。

当归贝母苦参丸

当归　贝母　苦参<small>各四两</small>

上三味，末之，炼蜜为丸，如小豆大，饮服三丸，加至十九。

歌曰：饮食如常小水难，妊娠郁热液因干，苦参四两同归贝，饮服三丸至十丸。<small>男子加滑石五钱。</small>

次男元犀**按**：苦参、当归，补心血而清心火。贝母开肺郁而泻肺火。然心火不降，则小便短涩；肺气不行于膀胱，则水道不通。此方为下病上取之法也。况贝母主淋沥邪气，《神农本草》有明文哉！

当归散

当归　黄芩　芍药　川芎<small>各一斤</small>　白术<small>半斤</small>

上五味，杵为散，酒服方寸匕，日再服。妊娠常服即易产，胎无疾苦，产后百病悉主之。

歌曰：万物原来自土生，妊娠常服之剂，当以补脾阴为主。土中涵湿遂生生，不穷。一斤芎芍归滋血，血为湿化，胎尤赖之。八两术一斤芩术本脾药，今协血药而入脾土，则土得湿气而生物，又有黄芩之苦寒，清脾以主之，肺气利则血不滞，所以生物不息。大化成。

白术散

白术　川芎　蜀椒三分，去汗　牡蛎

上四味，杵为散，酒服三钱匕，日三服，夜一服。

但苦痛，加芍药。心下毒痛，倍加川芎。心烦、吐、痛、不能饮食，加细辛一两，半夏大者二十枚，服之后，更以醋浆水服。若呕，以醋浆水服之；复不解者，小麦汁服之已；后渴者，大麦粥服之。病虽愈服之勿置。

歌曰：胎由土载术之功，血养相资妙有芎，土以载之，血以养之。阴气上凌椒摄下，胎忌阴气上逆，蜀椒具纯阳之性，阳以阴为家，故能使上焦之热而下降。蛎潜龙性得真铨。牡蛎水气所结，味咸性寒，寒以制热燎原，咸以导龙入海。此方旧本三物各三分，牡蛎阙之。徐灵胎云：原本无分两。

加减歌曰：苦痛芍药加最美；心下毒痛倚芎是；吐痛不食心又烦，加夏廿枚一细使，醋浆水须服后吞，若还不呕药可止；不解者以小麦煮汁尝，以后渴者大麦粥喜；既愈常服勿轻抛，壶中阴阳大爕理。

程云来云：以大麦粥能调中补脾，故服之勿置，非指上药可常服也。此解亦超。方义已详歌中，不再释。

新定所以载丸

治胎气不安不长，妇人半产，或三月或五月按期不移者，必终身不能大产，惟此丸可以治之。

白术一斤，去皮，芦放糯米上蒸半炷香久，勿泄气，晒干研为末　人参八两，焙为末　桑寄生六两，以自收者为真，不见铜铁，为末　云茯苓六两，生研为末　川杜仲八两，炒去丝，为末

以大枣一斤擘开，以长流水熬汁迭丸，如梧桐子大，晒干退火气，密贮勿令泄气。每早晚各三钱，以米汤送下。

按：白术为补土之正药，土为万物之母而载万物，故本方取之为君。茯苓感苍松之气而生，苗不出土，独得土气之全而暗长；桑寄生感桑精之气而生，根不入土，自具土性之足而敷荣。一者伏于土中，俨若子居母腹；一者寄于枝上，居然胎系母胞。二物夺天地造化之神功，故能资养气血于无形之处，而取效倍于他药也。杜仲补先天之水火，而其多丝尤能系维而不坠。人参具三才之位育，而其多液尤能涵养以成功。今年甲子，四百一十四甲子矣。此方从读书颇多、临证颇熟悟出。盖自唐宋以后，著女科书之前辈，不下数百人，未闻有一人道及于此，今特为补论，大为快事。

神验保生无忧散

妇人临产先服一二剂，自然易生。或遇横生倒产，甚至连日不生，速服一二剂，应手取效，可救孕妇产难之灾，常保母子安全之吉。

当归酒洗，一钱五分　川贝母一钱　黄芪　荆芥穗各八分　厚朴姜汁炒　艾叶各七分　菟丝子一钱四分　川芎一钱三分　羌活五分　枳壳麸炒，六分　甘草五分　白芍酒

洗，炒，一钱二分，冬月用一钱

水二钟，姜三片，煎至八分，空腹温服。

普明子曰：此方流传海内，用者无不响应，而制方之妙，人皆不得其解，是故疑信相半。余因解之，新孕妇人，胎气完固，腹皮紧窄，气血裹其胞胎，最难转动。此方用撑法焉。当归、川芎、白芍、养血活血也；厚朴，去瘀血者也，用之撑开血脉，俾恶露不致填塞；羌活、荆芥，疏通太阳，将背后一撑，太阳经脉最长，太阳治而诸经皆治；枳壳疏里结气。将面前一撑，俾胎气血敛抑而无阻滞之虞；艾穗撑动子宫，则胞胎灵动；川贝、菟丝，最能运胎顺产，将胎气全体一撑，大具天然活泼之趣矣！加黄芪者，所以撑扶元气，元气旺则转动有力也；生姜通神明去秽恶，散寒止呕，所以撑扶正气而安胃气；甘草协和诸药，俾其左宜右有，而全其撑法之神者也。此真无上良方，而今人不知所用，即用之而不知制方之妙，则亦惘惘然矣！予故备言之以醒学者。

华佗顺生丹

朱砂五钱，研细，水飞　明乳香一两，箸上炙干上为末，端午日，猪心血为丸，如芡实大，每服一丸。用当归三钱，川芎二钱，煎汤送下（不经女人手）。

催生如神丹

治逆产横生，其功甚大。

百草霜　白芷_{不见火，为末，各等分}

上每服三钱，以童便、米醋和如膏，加沸汤调之；或用酒煎，加入童便少许，热服。书云：血见黑则止。此药不但顺生，大能固血，又免血枯之妙。

加味芎归汤

当归_{五钱}　自败龟板_{童便炙酥}　川芎各三钱　妇人头发一握，烧灰存性

水煎服。约人行五里许即生，设是死胎亦下。灼过龟板亦可用。

次男元犀按：阴虚而交骨不开用此。阳虚而交骨不闭，用当归补血汤加桂、附，又以热童便一半调之，此一阴一阳之对子也。何张石顽过诋之？

当归补血汤

当归_{二钱}　黄芪_{一两}

长孙心典稟**按**：胎犹舟也，血犹水也；水涨则舟浮，血干则胎滞，其彰明较著也。若浆水既行，行之过多而不产，恐十全、八珍之功缓而不及，惟此汤黄芪五倍于当归，借气药以生其血，气行迅速而血即相随，而胎遂得血而顺下矣。然犹恐素体虚弱，必加附子之走而不守，以助药力，勿疑附子之过于辛热而少用也。高鼓峰谓：一切难产证，于补血大剂之中，再加肉桂二三钱，堪云神验。

失笑散

治瘀血胀胞，并治儿枕痛，神效。

蒲黄炒　　五灵脂去土，炒，各等分

共为末，醋糊丸，如桐子大，每服二三钱，淡醋水下。

花蕊石散

治产后败血不尽，血迷血晕，胎衣不下，胀急不省人事，但心头温者。急用一服灌下，瘀血化水而出，其人即苏，效验如神，医家不可缺此。

花蕊石一斤　　土色硫黄四两

上为末，和匀，先用纸泥封固瓦罐一个，入二药；仍用纸泥封口，晒干，用炭煅二炷香；次日取出研细，每服一钱，童便和热酒调下，甚者用二三钱。

牛膝散

治胎衣不下，腹中胀急，以此药腐化而下，缓则不救。

牛膝　川芎　蒲黄炒　丹皮各二两　桂心四钱　当归一两五钱

共为末，每服五钱，水煎服。

又妇人服药，勿犯三大忌：一曰麦蘗，一曰牛膝，一曰木耳，又头蚕子亦然。余于胎前谆谆嘱其勿犯，业医者当知所戒矣。

卷 三

产 后

门人问曰：产后证诸家议论不一，治法互异。而吾闽历久相传，俱宗朱丹溪所云：产后有病，先固气血。故产后以大补气血为主，虽有杂病，以末治之。薛立斋、汪石山极赞其妙，而陈良甫、单养贤诸论皆不出其范围，虞天民、叶以潜又以去瘀血为主，二说互参，可以得攻、补两大法，究竟当从与否？

曰：此皆庸俗之见，亦且一偏之言，不足听也。今节录《内经》二条、《金匮·产后》全册以注之。各家之说一概置之弗言，所谓群言淆乱衷于圣是也。

《内经》云：乳子之时而患伤寒病热，脉只宜悬小，不宜实大，以产后新虚故也。手足温则生，若脉虽悬小，而见手足俱寒是脾气衰绝，阴气暴起则死。

又云：乳子中风，而身为**大热、以至喘、鸣息粗者**，为风热逆于阳位故也，其脉必不能悬小而实大，但须**实大之**中，而见往来**而和缓**是脾胃之气，尚荣于脉**则生**，设见疾**急则脾胃已绝，必死**。此二节以脾胃为主。可知《内经》所独重，彼诸家互相辩驳，终不足言也。昔人云"片语会心非是少"，即读书得间之谓也。

门人问曰：《金匮》较《伤寒论》更为难读，夫子于产后独主之，曷故？

曰：医，儒者事也。先其事之所难，东鲁明训。而因陋就简，直市医耳。且随证条分各目，胪列方治，不得其头绪，如治丝而棼之也。今举《金匮》为主，若得其一知半解，便足活人，故全录于下。

尝论历代未立考试医生之制，其失业之辈混充之，以为糊口之术，所以日流日下，而女科其尤甚者。若明理之人，遇医辈先询之曰：岐黄后，若仲景可称上医否？不知者曰：我不知其为何人也。其知者曰：汉代之医圣，相去久远而难从耳。夫时有古今之异，岂天之五运六气、人之五脏六腑亦有颠倒变迁之异乎？知与不知，不过以五十步笑百步耳。

设有明理者，楷录此册第一节、第二节原文。今时行之医，每句浅浅讲得下，则是上好名医；即一时讲不下，肯执所录原文，携回查对各本旧注，略能敷衍讲得去，便知渠家亦藏有正书，必不至有大支离处，亦是好医；或携其原文，转向心服之医友处，东摸西捉，约略于皮毛上说得来，便知渠门尚有一二读书好友，亦不至有大荒唐处，亦是好医。余欲求其数种人，不能旦暮遇之，实为憾事。且习闻其自文曰：彼是仲景派，我是刘、张、朱、李前四大家派，我是王肯堂、薛立斋、张景岳、喻嘉言后四大家派。且时行《临证指南》，其药惯用生姜滓、泡淡附子、地黄炭、泡淡吴萸、漂淡白术，及一切药炭，海中各种干壳，皆无气无味之类。其治法，开口便云五行三合，双山颠倒，化合之妙，皆渺茫无据之说。虚病则云以人补人，多仗紫河车熬膏。

<small>此物大秽、大毒、大动火，每见百服百死。病人宜存好心行好事，切勿听此忍心害理之言。</small>久病则云入络，以老丝瓜、鲜竹茹、当归须、忍冬藤、刺蒺藜之类为秘药；又以西瓜翠皮、鲜荷梗、淡菜肉、海参之类为新奇；不能

于《指南》中，择其善而从之，而惟集其所短。天士有知，当必斥之、谴之。而竟张大其说曰：我是叶天士一派。斯言也，彼妄言之，我妄听之，其为斯道何哉？所望行道诸君子，速迸去相沿之病，从事于圣经贤训，亦不失为善改过之君子矣！

《金匮》云：问曰：新产妇人有三病，一曰病痉，二曰病郁冒，三曰大便难，何谓也？师曰：新产之妇，畏其无汗。若无汗，则荣卫不相和，而为发热无汗等症，似乎伤寒之表病，但舌头无白苔，及无头痛项强之可辨也。然而虽欲有汗，又恐其血虚，气热，热则腠理开，而多汗出，汗出则腠理愈开，而喜中风，血不养筋，而风又动火，故令病痉。新产之妇，畏血不行，若不行，则血瘀于内，而为发热、腹痛等症，似乎伤寒之里病，但舌无黄苔，及无大烦躁、大狂渴之可辨也。然虽欲血下，又恐过多而亡血，血亡，其气无耦而外泄，则复汗，血气两耗，则寒自内生而寒多，血为阴，阴亡失守；气为阳，阳虚上厥；故令头眩目瞀，或不省人事而郁冒。新产之妇，虽欲其汗出血行，又恐汗与血过多，以致亡津液，胃干，肠燥，故大便难。三者不同，其为亡血、伤津则一也。此为产后提出三病以为纲，非谓产后只此三病也。

上言新产之病，其提纲有三，然痉病有竹叶汤之治法，另详于后。试先言郁冒与大便难相兼之症。**产妇郁冒**，与大便难二病，皆因亡血、伤津所致。故**其脉俱见微弱，惟呕而不能食，大便反坚**，是为大便难纲中之兼症。**一身无汗但头上汗出。**为郁冒纲中之专症。**所以然者，血虚**则阴竭于下，而为下厥，下厥则孤阳上越，**而必冒。**推而言之，凡素患郁冒之人，名曰冒家。吾观**冒家欲解，必令大汗出。**而始解。以血虚为下厥，下厥则孤阳无依，**而上出，故头汗出。**此头汗出，为郁冒病纲中之大眼目也。**所以产妇**头汗既出，又喜其通身**汗出者，以亡阴血虚，阳气独盛，故当损阳，**令其汗出，损阳就阴，则**阴阳乃**平而复。盖阴阳之枢，操自少阳，非小柴胡汤不能转其枢而使之平。至于产后**大便难之纲中，其症俱便燥而且坚**，由于血行过多，则阳明之血海干枯，而血不濡于下；不濡于下，则反逆于上而为**呕**失和于中，而为**不能食**，阳明属胃，为血海，血不自生，生于所纳之水谷。人但知消导为平胃转胃，降逆顺气为安胃，甘柔柔润为补胃，而不知小柴胡汤为和胃深一层治法。《伤寒》小柴胡汤方后云：上焦得通、津液得下、胃气因和三句，移来此一节，堪为此证之铁板注脚也。故以上二证，而统以**小柴胡汤主之。此为郁冒与大便难之相兼者，详其病因而出其方治也。**

郁冒之病既解而能食，至七八日更发热者，然发热而不恶寒，便知其不在表而在里矣。因能食而更发热，便知其非虚病而为食复证矣。此为胃实，大承气汤主之。此言大虚之后有实证，即当以实治之也。若畏承气之峻而不敢用，恐因循致虚，病变百出。甚矣哉！庸庸者不足以共事也。若畏承气之峻，而用谷芽、麦芽、山楂、神曲之类，消耗胃气，亦为害事。

产后属虚，客寒阻滞血气，则腹中疗痛，以当归生姜羊肉汤主之，并治腹中寒疝，虚劳不足。

参各家说：疗痛者，缓缓痛也。概属客寒相阻，故以当归通血分之滞，生姜行气分之寒。然胎前责实，故当归白芍散内加茯苓、泽泻，泻其水湿。此属产后，大概责虚，故以当归养血而行血滞；生姜散寒而行气滞；又主以羊肉味厚、气温，补气而生血；俾气血得温，则邪自散而痛止矣。此方攻补兼施，故并治寒疝虚损。或疑羊肉太补，而不知孙真人谓：羊肉止痛，利产妇。古训凿凿可据，又奚疑哉？

然痛亦有不属于虚者，不可不知。产后腹痛，若不烦不满，为中虚而寒动也。今则火上逆而烦气壅滞而满胃不和而不得卧，此热下郁而碍上也。以枳实芍药散主之。此为腹痛而烦满不得卧者，出其方治也。方意是调和气血之滞，所谓通则不痛之轻剂也。下以大麦粥者，并和其肝气，而养其心脾，故痛脓亦主之。

师曰：产妇腹痛，法当以枳实芍药散，假令不愈者，此为热灼血干腹中有干血，其痛著于脐下，非枳实等药所能治也，宜下瘀血汤主之，亦主经水不利。此为痛著脐下，出其方治也。意者病去则虚自回，不必疑其过峻。

然亦有不可专下其瘀血者，不可不知。产后七八日，无头痛、发热、恶寒之太阳证，少腹坚痛，此恶露不尽；治者不过下其瘀血而已，然其不大便，烦躁发热，切脉微实，是胃家之实也。阳明旺于申酉戌，日晡是阳明向旺之时也。而其再倍发热，至日晡时烦躁者，又胃热之验也。食入于胃，长气于阳，若不食，则已，而食入则助胃之热为谵语，又胃热之验也。然又有最确之辨，昼阳也，夜阴也，若病果在阴，宜昼轻而夜重。今至夜间，应阳明气衰之时，而即稍愈，其为胃家之实热，更无疑也。大承气汤主之。盖此汤热与结兼祛，以阳明之热在里，少

^腹之结在膀胱也。此言血虽结于少腹，若胃有实热，当以大承气汤主之。若但治其血而遗其胃，则血虽去而热不除，即血亦未必能去也。

此条"至夜则愈"四字，为辨证大眼目。盖昼为阳而主气，暮为阴而主血。观上节"妇人伤寒发热，经水适来，昼日明了，暮则谵语，如见鬼状者，此为热入血室。"以此数语，而对面寻绎之便知，至夜则愈，知其病不专在血也。

产后中风，续续数十日不解，<small>似不应在桂枝证之例矣。</small>然头微痛恶寒，时时有热，<small>皆桂枝本证中。</small>惟有心下闷<small>一症，邪入胸膈为太阳之里证。</small>其余干呕汗出，<small>俱为桂枝证例中本有之症，是桂枝证更进一层，即为阳旦证。桂枝汤稍为增加，即为阳旦汤。</small>其病虽久，<small>而阳旦证续在者，可与阳旦汤。</small>

张石顽云：举此与上文承气汤，为一表一里之对子，不以日数之多而疑其表证也。

男元犀按：此言产后阳旦证未罢，病虽久而仍用其方也。《伤寒论·太阳篇》有因加附子参其间、增桂令汗出之句。言因者，承上文病证像桂枝，因取桂枝之原方也；言增桂者，即于桂枝汤原方外，更增桂枝二两，合共五两是也。言加附子参其间者，即于前方间参以附子一枚也。孙真人于此数句未能体认，反以桂枝汤加黄芩为阳旦汤，后人因之，至今相沿不解甚矣，读书之难也！然此方《伤寒论》特笔用"令汗出"三字，大是眼目，其与桂枝加附子之治遂漏者，为同中之异，而亦异中之同。盖止汗漏者，匡正之功；令汗出者，驱邪之力；泛应曲当，方之所以入神也。上节里热成实，虽产后七八日，与大承气汤而不伤于峻。此节表邪不解，虽数十日之久，与阳旦汤而不虑其散。此中之奥妙，难与浅人道也。丹溪谓产后惟大补气血为主，其余以末治之。又云：芍药伐生生之气。此授庸医藏拙之术以误人，不得不直斥之。

长孙心典裹按：头疼恶寒，时时有热，自汗干呕，俱是桂枝证。而不用桂枝汤者，以心下闷，当用桂枝去芍药汤之法。今因产后亡血，不可径去芍药，须当增桂以宣其阳，汗出至数十日之久，虽与发汗遂漏者迥别，亦当借桂枝加附子汤之法，固少阴之根以止汗，且止汗即在发汗之中，此所以阳旦汤为丝丝入扣也。

前以痉病为产后三大纲之一。然痉病本起于中风，今以中风将变痉病而言之。产后中风，发热，面正赤，喘而头痛，此病在太阳，连及阳明。而产后正气大虚，又不能以胜邪气，诚恐变为痉证，以竹叶汤主之。此为产后中风，正虚邪盛者，而出其补正散邪之方也。方中以竹叶为君者，以风为阳邪，不解即变为热，热盛则灼筋而成痉，故于温散药中，先君以竹叶而折其势，即杜渐防微之道也。太阳明之脉，上行至头；阳明脉过膈上，循于面；二经合病多加葛根。

妇人乳中虚，烦乱，呕逆，安中益气，竹皮大丸主之。

徐忠可云：乳者，乳子之妇也。言乳汁去多，则阴血不足而胃中亦虚。《内经》云：阴者，中之守也。阴虚不能胜阳，而火上壅则烦，气上越则呕。烦而乱而烦之甚也，呕而逆则呕之甚也。病本全由中虚，然而药只用竹茹、桂、甘、石膏、白薇者，盖中虚而至为呕为烦，则胆腑受邪，烦呕为主病，故以竹茹之除烦止呕者为君；胸中阳气不用，故以桂、甘扶阳而化其逆气者为臣；以石膏凉上焦气分之虚热为佐，以白薇去表间之浮热为使。要知烦乱呕逆而无腹痛下痢等证，虽虚无寒可知也。妙在加桂于凉剂中，尤妙在生甘草独多，意谓散蕴蓄之邪，复清阳之气，中即自安，气即自益，故无一补剂。而又注其立汤之本意，曰安中益气，竹皮大丸神哉！喘加柏实。柏每西向，得西方之气最深，故能益金气、润肝木而养心，则肺不受烁，喘自平也。有热倍白薇，盖白薇能去浮热。故小品桂枝加龙骨牡蛎汤云：汗多热浮者，去桂加白薇、附子各三分，名曰二加龙骨汤，则白薇之能去浮热可知矣。

凡下痢病多由湿热。白头翁之苦以胜湿，寒以除热，固其宜也。而**产后下痢虚极**，似不可不商及补剂。但参、术则恐其壅滞，芩、泽则恐其伤液，惟以**白头翁加甘草阿胶汤主之**。诚为对证。方中甘草之甘凉清中，即所以补中；阿胶之滋润去风，即所以和血；以此治利，即以此为大补。彼治痢而好用参、术者，当知所返矣。此为产后下痢虚极者，而出其方治也。

《金匮》附方云：千金三物黄芩汤，治妇人未离产所，尚在于草蓐，自发去衣被，露其身体，而得微风，亡血之后，阳邪客入，则四肢苦烦热。然此证，当辨其头痛之与不痛。若头痛者，是风未全变为热，与小柴胡汤以解之。若头不痛但烦者，则已全变为热，热盛则虫生，势所必至，以此汤主之。

长孙心典禀按：附方者，《金匮》本书阙载，而《千金》《外台》等书载之，其云出自《金匮》，后人别之曰附方。

附方：千金内补当归建中汤，治妇人产后虚羸不足，腹中刺痛不止，吸吸少气；或苦少腹中急，摩痛引腰背，不能食饮。产后一月，日得服四五剂为善，令人强壮宜。

徐忠可云：产后虚羸不足，先因阴虚，后并阳虚。补阴则寒凝，补阳则气壅。后天以中气为主，故治法亦出于建中，但加当归即偏于内，故曰内补当归建中汤。谓腹中刺痛不止，血少也；吸吸少气，阳弱也。故将桂枝、生姜、当归之辛温，以行其荣卫之气；甘草、白芍，以养其脾阴之血；而以饴糖、大枣峻补中气，则元气自复，而羸者丰，痛者止也。然桂枝于阴阳内外，无所不通，犹恃当归入阴分治带下之病，故又主少腹急，摩痛引腰背，不能饮食者。盖带下病去，而中气自强也。曰产后一月，日得服四五剂为善，谓宜急于此调之，庶无后时之叹！然药味和平，可以治疾，可以调补，故又曰：令人强壮宜。其云大虚加饴糖，以虚极无可支撑，惟大甘专于补脾，脾为五脏六腑之母，只此一条，可以得其生路也。其去血过多，崩伤内衄，方加干地黄、阿胶，以其所伤原偏于阴，故特多加阴药，非产后必宜用地黄、阿胶也。

金匮方论一十一首

小柴胡汤　大承气汤

俱见《伤寒论》

当归生姜羊肉汤

当归三两　生姜五两　羊肉一斤

上三味，以水八升，煮取三升，温服七合，日三服。

若寒多，加生姜成一斤；痛多而呕者，加橘皮二两，白术一两；加生姜者，亦加水五升，煮取三升二合服之。

歌曰：腹痛胁疼，腹胁皆寒气作主，无复界限，里急不堪，是内之荣血不足，致阴气不能相荣而急。羊斤姜五蜀归三，于今豆蔻香砂法，可笑医盲授指南。

次男元犀按：方中当归行血分之滞而定痛，生姜宣气分之滞而定痛，亦人所易晓也。妙在羊肉之多，羊肉为气血有情之物，气味腥膻浓厚，入咽之后，即与浊阴混为一家，旋而得当归之活血，而血中之滞通；生姜之利气，而气中之滞通；通则不痛，而寒气无有潜藏之地，所谓发透之，而后攻之者也。苟病家以羊肉太补而疑之，是为流俗之说所囿，其中盖有命焉，知几者即当婉辞而去。

枳实芍药散

枳实炒令黑，勿太过　芍药等分

上二味，杵为散，服方寸匕，日三服。并主痈脓，大麦粥下之。

歌曰：满烦不卧腹疼频，枳实微烧芍等分；羊肉汤方应反看，彼治不烦不满之虚痛，此治烦满之实痛。散调大麦粥稳而新。

长男蔚**按**：枳实通气滞，芍药通血滞，通则不痛，人所共知也。妙在枳实烧黑，得火化而善攻停积；下以大麦粥，和肝气而兼养心脾；是行滞中而寓补养之意，故痈脓亦主之。

下瘀血汤

大黄^{三两} 桃仁^{二十个} 蛰虫^{二十枚，去足，熬}

上三味末之，炼蜜和为四丸，以酒一斤，煮一丸，取八合顿服之，瘀血下如豚肝。^{各本略异。}

歌曰：脐中著痛瘀为殃，廿粒桃仁三两黄，更有蛰虫二十个，酒煎大下亦何伤？

次男元犀**按**：产妇腹痛，服枳实、芍药而不愈者，为热灼血干，而为停瘀，其痛著于脐下，宜用此汤。方中大黄、桃仁之推陈下瘀，蛰虫之善攻干血，人尽知之。妙在桃仁一味，平平中大有功力。盖血已败而成瘀，非得生气不能流通，桃得三月春和之气，而花最鲜明似血，而其生气皆在于仁，而味苦又能开泄，故直入血中而和之散之，逐其旧而不伤其新也。

阳旦汤

即桂枝汤倍桂增附。坊本谓加黄芩者，未知

《伤寒论·太阳篇》中已明其方也。孙真人及各家俱误。桂枝汤见《伤寒论》。

竹叶汤

竹叶一把　葛根三两　防风　桔梗　桂枝　人参甘草各一两　附子一枚,炮　生姜五两　大枣十五枚,擘

上十味，以水一斗，煎服二升半，分温三服，温覆取微汗。头项强，用大附子一枚，破之如豆大，煎药，扬去沫；呕者，加半夏半升洗。

歌曰：喘热头疼面正红，势欲成痉。一两防桔桂草人参同；同用一两。葛根三两生姜五两附枚一，枣十五枚竹叶一把充。

加减歌曰：头项强者大附抵，以大易小不同体；若为气逆更议加，半夏半升七次洗。

程云来云：证中未至背反张，而发热、面赤、头痛，亦风痉之渐。故用竹叶主风痉，防风治内痉，葛根疗刚痉，桂枝治柔痉，生姜散风邪，桔梗除风痹，辛以散之之剂也。又佐人参生液以养筋，附子补火以制水，合之甘草以和诸药，大枣以助十二经；同诸风剂，则发中有补，为产后中风之大剂也。

竹皮大丸

生竹茹　石膏各二分　桂枝一分　白薇一分　甘草七分

上五味，末之，枣肉和丸，弹子大，饮服一丸，日三夜二服。有热倍白薇，烦喘者加柏实一分。

歌曰：呕而烦乱乳中虚，谓乳子之时，气虚火盛，内乱而上逆也。二分石膏与竹茹，薇桂一分兮草七，分枣丸饮服效徐徐。

加减歌曰：白薇退热绝神异，有热倍加君须记。柏得金气厚且深，叶叶西向归本位；实中之仁又镇心，烦喘可加一分饵。解见本论。

白头翁加甘草阿胶汤

歌见《伤寒论》。再加甘草、阿胶各二两是也。师云：产后下利虚极者，此主之。

歌曰：白头翁已见前歌，二两阿胶甘草和；产后利成虚极证，滋阿胶救其阴而且缓甘草缓其急莫轻过。

次男元犀按：凡产后去血过多，又兼下利亡其津液，其为阴虚无疑。兹云虚极，理宜大补，然归、芎、芍、地则益其滑而下脱，参、术、桂、芪则动其阳而上逆，皆为禁剂。须知此虚字，指阴虚而言，与少阴证阴气欲绝同义。少阴证与大承气汤急下以救阴，与此证与白头翁汤大苦以救阴同义。此法非薛立斋、张景岳、李士材辈以甘温为主、苦寒为戒者所可窥测。尤妙在加甘草之甘，合四味之苦，为苦甘化阴法；且久利膏脂尽脱，脉络空虚，得阿胶之滋润，合四味之苦以坚之，则源流俱清而利自止。

千金三黄散

黄芩一两　苦参二两　干地黄四两

上三味，以水六升，煮取二升，温服一升。多吐下虫。

千金内补当归建中汤

当归四两　桂枝　生姜各三两　芍药六两　甘草二两　大枣十二枚

上六味，以水一斗，煮取三升，分温三服，一日令尽。若大虚，加饴糖六两，汤成纳之于火上，暖令饴消；若去血过多，崩伤内衄不止，加地黄六两、阿胶二两，合八味，汤成纳阿胶。若无当归，以川芎代之；若无生姜，以干姜代之。

门人问曰：《金匮》外尚有可行之法否？

曰：若能熟读而得其精微，任产后之病变百出，无难一举而安之。若逐证而分治之，即千百方尚有遗漏，如《嵩崖尊生》《东医宝鉴》，胪列可谓详矣，试问能愈一证否乎？然而锺期老矣，古调独弹奚为乎？不得已而从俗尚，遂于坊刻各种，择出二十三种，虽云浅率，却不离经，亦姑录之于下。

王叔和曰：产后脉，寸口洪疾不调者死，沉微附骨不绝者生。又曰：沉小滑者生，实大坚弦急者死。朱丹溪曰：胎前脉当洪数，既产而脉仍洪数者死。又曰：胎前脉细小，产后脉洪大者多死。《济生产经》曰：胎前之病，其脉贵实；产后之病，其脉贵虚；胎前则顺气安胎，产后则扶虚消瘀，此其要也。《脉要》曰：欲产之脉，必见离经，或沉细而滑，夜半觉痛，来朝日中必娩。新产之脉，缓滑为吉；若实大、弦急，近乎无胃凶危之候；或寸口涩疾不调，恶证立见；惟宜沉细附骨不绝，虽剧无恙。《大全》曰：产毕饮热童便一盏，不得便卧，宜闭目而坐须臾，上床宜仰坐，不宜侧坐，宜竖膝，不宜伸足，高倚床头，厚铺裀褥，遮围四壁，使无孔隙，免致贼风；以醋熏鼻，或用醋炭，更烧漆器，频以手从心搌至脐下，以防血晕、血逆。如此三日，不问腹痛不痛，以童便和酒服五七次。酒虽行血，亦不可多，恐引血入四肢，能令血晕。宜频食白粥，渐食羊肉、猪蹄少许，仍慎言语、七情、寒暑、梳头、洗足，以百日为度。若气血素弱者，不计月日，否则患手、足、腰、腿酸痛等证，名曰褥劳，最难治疗。初产时，不可问男是女，恐因言语而泄气，或以爱憎而动气，皆能致病。不可独宿，恐致虚惊；不可刮舌，恐伤心气；不可刷齿，恐致血逆。须气血平复，方可治事。犯时微若秋毫，成病重如山岳，可不戒哉。《产宝新书》曰：产后血气暴虚，理当大补，但恶露未尽，用补恐致滞血，惟生化汤行中有补，能生又能化，其方因药性功用而立名也。产后血块当消，而又必随生其新血，若专用消，则新血受削；专用生，则旧血反留。考诸药性，芎、归、桃仁三味，善攻旧血，骤生新血；佐以黑姜、炙草，引三味入于肺肝，生血利气。五味共方，行中有补，实产后圣药也。

长孙男心典稟按：产妇胞衣一破，速煎一帖，候儿头下地即服，不拘半产、正产，虽平安少壮妇无恙者，俱服一二剂，以消血块而生新血，自无血晕之患。若胎前素弱，至产后见危证，不厌频服，病退即止。若照常日服一剂，可扶将绝之气血也。如血块痛，加肉桂三分，红花三分，益母草五钱。如产后劳甚血崩，形色虚脱，加人参三四钱。如汗出气促，人参倍加。

《大全》曰：产后血晕者，由败血流入肝经，眼生黑花，头目旋晕，不能起坐，昏闷不省人事，谓之血晕。此血热乘虚，逆上凌心，故昏迷不省，气闭欲绝也。服童便最好。陈良甫曰：产后瘀血崩心，因分娩后不饮童便，以致虚火炎上也。用鹿角烧灰，童便调下即醒，此物行血极效。又用五灵脂半生、半熟，名独行散；又用返魂丹，即益母丸也。崔氏曰：产妇分娩讫，将秤锤或黄石子入炭中，烧令通赤，置器中，于床前以醋沃之，可除血晕，时作为佳。或先取酿醋以涂口鼻，仍置醋于旁，淬火炭使闻其气。又一法，烧干漆，令烟熏产母之面，即醒；如无干漆，旧漆器烧烟亦妙。单养贤曰：产后寒气上攻则心痛，下攻则腹痛。兼血块者，宜服生化汤加桂末，只加吴茱萸、姜三片助血；若独用诸热药攻寒，其痛难止，其血未免来多，以伤产母也。《产宝百问》曰：产后四肢浮肿，由败血乘虚停积，循经流入四肢，留淫日深，腐坏如水，故令面黄，四肢浮肿。医人不识，便作水气治之，凡治水多用导水药，极虚，人产后既虚，又以药虚之，是谓重虚，多致夭枉，服小调经散，血行肿消则愈。朱丹溪曰：产后肿，必用大补气血为主，少佐苍术、茯苓，使水自利。薛立斋曰：前证若寒水侮土，宜养脾肺；若气虚浮肿，宜益脾胃；若水气浮肿，宜补中气。又曰：产后浮肿或兼喘咳，脉沉细无力，此命门火衰，脾土虚寒，八味丸主之。吴蒙斋曰：新产后伤寒，不可轻易发汗。产时有伤力发热；有去血过多发热；有恶露不去发热；有三日蒸乳发热；有因劳动、饮食停滞发热，状类伤食。要在仔细详辨，切不可发汗。大抵产后大血空虚，汗之则变，筋惕肉眴，或郁冒昏迷，或搐搦，或便秘，其害非轻。凡有发热，宜与四物为君，加柴胡、人参、炮姜最效。盖干姜辛热，能引血药入血分，气药入气分，且能去恶生新，有阳生阴长之道，以热治热，深合《内经》之旨。朱丹溪曰：产后发热，此热非有余之热，乃阴虚生内热耳，以补阴药大剂服之。必用干姜者何也？曰：干姜能入肺利气，入肝经引血药生血；然不可独用，与补阴药同用，此造化自然之妙。王节斋曰：妇人产后阴虚，阳无所依，浮散于外，故发热；以四物汤补血，以炙干姜之苦温从治，收其浮散之阳以归于阴也。赵养葵曰：产后大失血，阴血暴亡，必大发热，名阴虚发热。此阴字正谓气血之阴，若以凉药正治必毙，正所谓证像白虎，误服白虎必死。此时偏不用四物，有形之血不能骤生，几希之气须当急护，宜用独参汤或当归补血汤，使无形生出有形来，阳生阴长之妙，不可不知也。武叔卿曰：产后阴虚、血弱发热，四物加茯苓，热甚加炮姜。此方全不用气药，是血虚气不虚也。加茯苓者，使气降而阴自生，阴生则热自退。热甚加炒干姜者，取从阳引阴，亦可从阴引阳。微乎！微乎！郭稽中曰：产后乍寒乍热者何？曰：阴阳不和与败血不散，皆令乍寒乍热也。二者何以别之？曰：时有刺痛者，败血也；但寒热无他症者，阴阳不和也。薛立斋曰：人所主者心，心所主者血，心血一虚，神气不守，惊悸所由来也，当补血气为主。《产宝百问》曰：产后虚羸，渐成蓐劳，皆由产下亏损血气所致。须慎起居，节饮食，调养百日，庶保无疾。若中年及难产者，勿论日期，必须调养平复，方可动作；否则，气血复伤，虚羸之证作矣。薛立斋曰：蓐劳，当扶养正气为主。多因脾胃虚弱，饮食减少，致诸经疲惫，当补脾胃；饮食一进，精气生化，诸脏有所赖，其病自愈。《产乳集》曰：产后小便不通，腹胀如鼓，闷乱不醒，盖缘未产前内积冷气，遂致产后尿胞受病。用盐于脐中填平，用葱白捣一指厚，安盐上，以艾炷葱饼上灸之，觉热气入腹内，即时便通神验。朱丹溪曰：有收生不谨，损破产妇尿脬，致病淋漓，用猪羊胞煎汤入药，参、芪为君，归、地为佐，桃仁、陈皮、茯苓为使，于极饥时饮之，令气血骤长，其胞自完，稍缓亦难成功也。《医暇卮言》曰：女子产育，哺养以乳，乳之体，居经络、气血之间也。盖自寅时始于手太阴肺经，出于云门穴穴在乳上；阴阳继续以行，周十二经，至丑时归于足厥阴肝经，入于期门穴穴在乳下；出于上，入于下，肺领气，肝藏血，乳正居于其间也。萧慎斋曰：妇人以血用事，上为乳汁，下为月水。而血之所化，则本于脾胃，饮食之精微运行，而为乳、为经。产后脾胃之气旺，则血旺而乳多，脾胃之气衰，则血减而乳少，此立斋通乳汁以壮脾胃滋化源为要也。若不顾脾胃以补气血，徒从事于通乳之剂，是犹求千金于乞丐而不可得矣。《达生篇》曰：通乳用黄芪一两，当归五钱，白芷、木通各三钱，以猪蹄汤煎服。薛立斋曰：凡妇人气血方盛，乳房作胀，或无儿饮，痛胀寒热，用麦芽二三两炒熟，水煎服之立消。其耗散血气如此，何脾胃虚弱、饮食不消方中多用之？一云麦芽最消肾。若气血虚而乳汁自出者，宜十全大补汤。

卷 四

杂 病

门人问曰：此书调经、种子、胎前三篇，引经外又参以时法，或附以新论，可谓宜古宜今，贤愚皆可共晓。而产后一篇，杂病一篇，全录《金匮》原文，衬以小注而串讲之，诸家杂说，姑附于后，不加一字论断。一书体例，如出两手，何欤？

曰：群言淆乱衷于圣。仲景后无书可读，而妇人产后，各家各逞臆说，互相议论。余所以只录《金匮》全文，如日月一出，爝火无光。至于杂病，原与男子无异，而各家竟与男子各病外，强分出病名，转觉多事。然亦有与男子必须分别者，《金匮》第二十二篇中，已具大要；而第八节更为纲举目张，无复剩义。其文深奥难读，余逐节衬以小注，一目了然，则难读而易读矣。其不以新论新案赘之者，恐添蛇足也。且夫学问之道无止境也，前此不过为语下之计，今既读过三篇，从此日新而月异，可以语上，微夫人吾谁与归？

《金匮》云：妇人中风，七八日业已热退而身凉，而复续来寒热，发作有一定之时，因其病而问其经水已来而适断者，盖以经水断于内，而寒热发于外，虽与经水适来者不同，而此证亦名为热入血室，其血为邪所阻而必结，结于冲、任、厥阴之经脉，内未入脏，外不在表，而在表里之间，乃属少阳。故使寒热往来如疟状，发作有定时，以小柴胡汤主之。达经脉之结，仍借少阳之枢以转之，俾气行而血亦不结矣。

此为中风热入血室经水适断者，出其方治也。盖以邪既流连于血室，而亦浸淫于经络，若但攻其血，血虽去而邪必不尽，且恐血去而邪反得乘虚而入也。故以小柴胡汤解其热邪，而乍结之血自行矣。

热入血室，不独中风有之，而伤寒亦然。妇人伤寒寒郁而发热，当其时经水适来，过多不止，血室空虚，则热邪遂乘虚而入之也。昼为阳而主气，暮为阴而主血。今主气之阳无病，昼日明了，主血之阴受邪，故暮则谵语，谵语皆非习见之事。如见鬼状者，医者可于其经之适来，而定其证。曰：此为热入血室，非阳明胃实所致也。既非阳明胃实，则治之者无以下药犯其胃气以及上二焦，一曰胃脘之阳，不可以吐伤之；一曰胃中之汁，不可以汗伤之；惟俟其经水尽，则血室之血，复生于胃腑水谷之精。必自愈。此为伤寒热入血室、经水适来者，详其证治也。师不出方，盖以热虽入而血未结，其邪必将自解，汗之不可，下之不可，无方治之，深于治也。郭白云谓其仍与小柴胡汤，或谓宜刺期门，犹是浅一层议论。

妇人中风，发热恶寒，当表邪方盛之际，经水适来，盖经水乃冲任厥阴之所主，而冲任厥阴之血，又皆取资于阳明，今得病之期过七日，而至八日，正值阳明主气之期，病邪乘隙而入，邪入于里，则外热除，其脉迟，身凉和，已离表证。惟冲任厥阴俱循胸胁之间，故胸胁满，但满不痛，与大结胸之不按自痛，小结胸之按而始痛分别。究其满甚亦如结胸之状，而且热与血搏，神明内乱，而作谵语者，此为热入血室也，治者握要而图，当刺肝募之期门，随其实而取之。何以谓之实邪？盛则实也。此承本篇第一节，而言中风热入血室之证治也。但第一节言寒热已除而续来，此言寒热方盛而并发；前言经水已来而适断，此言方病经水之适来；前言血结而如疟，此言胸胁满如结胸；前无谵语，而此有谵语。以此为别。

然亦有不在经水适来与适断，而为热入血室者，不可不知。阳明病下血谵语者，此为热入血室，其证通身无汗，但头上汗出，当刺期门，随其实而泻之，令通身濈然汗出者愈。此言阳明病，亦有热入血室者，不必拘经水之来与断也。但其证下血、头汗出之独异也。盖阳明之热，从气而入血，袭入胞宫，即下血而谵语，不必乘经水之来，而后热邪得以入之。彼为血去，而热乘其虚而后入；此为热入，而血有所迫而自下也。然既入血室，则不以阳明为主，而以冲任厥阴之血海为主。冲任奇脉也，又以厥阴为主，厥阴之气不通，故一身无汗；郁而求通，遂于其腑之少阳而达之，故头上汗出。治法亦当刺期门，以泻其实，刺已周身濈然汗出，则阴之闭者亦通，故愈。

妇人咽中帖帖然如有炙脔，吐之不出。吞之不下，俗谓之梅核病。多得于七情郁气，痰凝气阻。以半夏厚朴汤主之。此为痰气阻塞咽中者，出其方治也。徐忠可云：余治任小乙，咽中每噎塞，咳嗽不出，余以半夏厚朴汤投之即愈。后每复发。细问之，云：夜中灯下，每见晕如团五色，背脊内间酸。其人又壮盛。知其初因受寒，阴气不足，而肝反郁热，甚则结寒微动，挟肾气上冲，咽喉塞噎也。即于此方加大剂枸杞、菊花、丹皮、肉桂，晕乃渐除，而咽中亦愈。故曰：男子间有之，信不诬也。

妇人脏躁，脏属阴，阴虚而火乘之则为躁。不必拘于何脏，而既已成躁，则病证皆同。但见其悲伤欲哭，像如神灵所作，现出心病。又见其数欠善伸，现出肾病。所以然者，五志生火，动必关心，阴脏既伤，穷必及肾是也。以甘麦大枣汤主之。此为妇人脏躁而出其方治也。麦者，肝之谷也。其色赤，得火色而入心；其气寒，乘水气而入肾；其味甘，具土味而归脾胃；又合之甘草、大枣之甘，妙能联上、下、水、火之气，而交会于中土也。

妇人吐涎沫，上焦有寒饮也。医者不与温散，而反下之，则寒内入，而心下即痞，当先治其吐涎沫，以小青龙汤主之；俾外寒内饮除，而涎沫可止，涎沫止后，乃治其痞，亦如伤寒表解，乃可攻里之例也。泻心汤主之。此为吐涎沫与痞兼见，而出先后之方治也。

妇人之病，所以异于男子者，以其有月经也。其因月经而致病者，则有三大纲：曰因虚，曰积冷，曰结气。三者，或单病，或兼证，或互病，或相因而为病，或偏盛而为病。病则为诸经水断绝，此妇人之病根也。其曰"诸"者奈何？以经水有多少迟速，及逾期则病，与大崩漏难产之后不来等证，皆可以此例之。无论病之初发，以至病有历年，大抵气不足则生寒，气寒则血亦寒由是冷浸不去，而为积气，著而为不行结，胞门为寒所伤，由外而入内，由内而达外。渐至经络凝坚。经水之源头受伤，则病变无穷矣。然又有上中下之分。其病在上肺胃受之。若客寒而伤近于胃口，则为呕吐涎唾，或寒久变热，热盛伤肺，则成肺痈，其形体之受损则一，而为寒为热，俨若两人之分。病若在中肝脾受之，邪气从中盘结，或为绕脐寒疝；或为两胁疼痛，与胞官之脏相连，此寒之病也。或邪气郁结为热中，热郁与本寒相搏，痛在关元，脉现出数热，而身无溃烂与疼痒等疮，其肌肤干燥，状若鱼鳞，遇逢交合时著男子，非只女身。此热之为病也。所以然者，何义？盖以中者，阴阳之交也。虽胞门为寒伤则一，而中气素寒者，以寒召寒，所谓邪从寒化是也，中气素热者，寒旋变热，所谓邪从热化是也，病若在下肾脏受之也。穷而归肾，症却未多，经候不匀，令阴中掣痛，少腹恶寒；

或上引腰脊，下根气街，气冲急痛，膝胫疼烦。盖以肾脉为阴之部，而冲脉与少阴之大络，并起于肾故也。甚则奄忽眩冒，状如厥巅；所谓阴病者，下行极而上也。或有忧惨，悲伤多嗔；所谓病在阴，则多怒及悲愁不乐也。总而言之曰：此皆带下，非有鬼神。言病在带脉之下为阴，非后人以不可见之鬼神为阴也。久则肌肉削而羸瘦，气不足而脉虚多寒统计十二癥、九痛、七害、五伤、三痼之三十六病，千变万端；审脉阴阳，虚实紧弦；行其针药，治危得安，其虽同病，脉各异源，导其所异之处，即为探源。子当辨记，勿谓不然。

此言妇人诸病，所以异于男子者，全从经起也。病变不一，因人禀有阴阳、体有强弱、时有久暂而分。起处以三大纲总冒；通节中又分出上、中、下，以尽病变；后以"此皆带下"四字，总结本节之意。至于言脉，百病皆不外"阴阳虚实"四个字。而又以弦紧为言者，盖经阻之始，大概属寒，即有热证，亦由寒之所变。气结则为弦，寒甚则为紧。示人以二脉为主，而参之兼脉则得耳。

徐灵胎云：古人名妇科谓之带下医，以其病总属于带下也。凡治妇人，必先明冲任之脉。冲脉起于气街，在毛际两旁。并少阴之脉，夹脐上行至胸中而散。任脉起于中极之下，脐下四寸。以上毛际，循腹里，上关元。又云：冲任脉皆起于胞中，上循背里，为经脉之海，此皆血之所从生，而胎之所由系，而带脉为之总束也。学者能明乎带脉之病，则本原洞悉；虽所主之病，千条万绪，可以知其所从起；更合参古人所用之方，而神明变化之，自不至于浮泛不切之弊矣。

问曰：妇人年五十所，七七之期已过，天癸当竭，地道不通。今病前阴血，下利数十日不止，暮即发热，少腹里急，腹满，手掌烦热，唇口干燥，何也？师曰：前言妇人三十六病，皆病在带脉之下。此病属带下。何以故？曾经半产，瘀血在少腹不去。何以知之？盖以瘀血不去，则新血不生，津液不布。其证唇口干燥，故知之。况暮热、掌心热俱属阴。任主胞胎，冲为血海，二脉皆起于胞宫，而出于会阴，正当少腹部分，冲脉夹脐上行，冲任脉虚，则少腹里急。有干血亦令腹满，其为宿瘀之证无疑。当以温经汤主之。此承上节，言历年血寒积结胞门之重证，而出其方治也。尤在泾曰：妇人年五十所，天癸已断，而病下利，似非因经所致矣。不知少腹旧有积血，欲行而未得遽行，欲止而不能竟止，于是下利窘急，至数十日不止。暮即发热者，血结在阴，阳气至暮不得入于阴，而反浮于外也。少腹里急腹满者，血积不行，亦阴寒在下也。手掌发热，病在阴，掌心亦阴也。唇口干燥，血内瘀者不外荣也。此为瘀血作利，不必治利，但治其瘀而利自止。吴茱萸、桂枝、丹皮，入血散寒而行其瘀；芎、归、芍药、麦冬、阿胶以生新血；人参、甘草、姜、夏以正脾气。盖瘀久者，荣必衰；下多者，脾必伤也。

妇人因经致病，凡三十六种，皆谓之**带下**，经水因寒而瘀**不能如期而利**，以致**小腹满痛**，然既瘀而不行，则前经未畅，所行不及，待后月之正期而先至，故其经一月再见者，以土瓜根散主之。此为带下而经候不匀、一月再见者，出其方治也。按：土瓜即王瓜也，主驱热行瘀，佐以䗪虫蠕动逐血，桂、芍之调和阴阳，为有制之节。

寸口脉轻按**弦而**重按**大，弦则为阳**微而递**减，大则**为外盛而中**芤；减则**阳不自振，**为诸寒，**芤则**阴不守中，**为中虚；寒虚相搏，此名曰革。革脉不易明，以弦减芤虚形容之，则不易明者明矣。凡妇人妊娠及行经，必阴阳相维，而后为无病。今见此脉，则不能安胎而半产不能调经而漏下，以旋覆花汤主之。此为虚寒而半产漏下者，出其方治也。但此方与虚寒之旨不合，或者病源在肝，肝以阴脏，而舍少阳之气，以生化为事，以流行为用。是以虚不可补，解其郁聚即所以补；寒不可温，行其气血即所以温欤！钱氏谓必是错简，半产、漏下，气已下陷，焉有用旋覆花以下气之理？二说俱存，候商。

妇人陷经，其血漏下不止，其血色黑亦不解，是瘀血不去，新血不生，荣气腐败。然气喜温而恶寒，以胶姜汤主之。此为陷经而色黑者，出其方治也。方未见。林亿云：想是胶艾汤。千金胶艾汤有干姜，似可取用。丹溪谓：经淡为水，紫为热，黑为热极，彼言其变，此言其常也。

妇人少腹满如敦状，盖少腹，胞之室也。胞为血海，有满大之象，是血蓄也。若小便微难而不渴，可知其水亦蓄也。若病作于生产之后者，此为水与血俱结在血室也，宜用水血并攻之法以治，大黄甘遂汤主之。此为水血并结在血室，而为少腹满、大小便难、口不渴者，出其方治也。

妇人经水久闭不至者，有虚实寒热之可辨也。又有行而不畅者，如一月再见之可征也。若少腹结痛，大便黑，小便利，明知血欲行而不肯利下，不得以寻常行血导气、调和营卫、补养冲任之法，迁阔不效，径以抵当汤主之。此为经水不利之属实者，出其方治也。

妇人经水闭而不利，其子脏固有凝滞而成坚癖，又因湿热腐变而为下不止，其凝滞维何？以子脏中有干血，其下不止维何？即湿热腐变。所下之白物，时俗所谓白带是也。宜用外治法，以矾石丸主之。此为经水闭，由于子脏有干血，得湿热而变成白物者，出其方治也。

妇人六十二种风，腹中血气刺痛，红蓝花酒主之。此为妇人凡有夹风腹中血气刺痛者，出其方治也。言血气者，所以别乎寒疝也。六十二种未详。张隐庵云：红花色赤多汁，生血行血之品也。陶隐居主治胎产血晕，恶血不尽绞痛，胎死腹中。金匮红蓝花酒治妇人六十二种风，又能主治瘀疟。临川先生曰：治风先治血，血行风自灭。盖风乃阳邪，血为阴液，此对待之治也。红花茎叶且多毛刺，具坚金之象，故能制胜风木。夫男女血气相同，仲祖单治妇人六十二种风者，良有以也。盖妇人有余于气，不足于血；所不足者，乃冲任之血，散于皮肤肌腠之间，充肤、热肉、生毫毛；男子上唇口而生髭须，女人月事以时下，故多不足也。花性上行，花开散蔓，主生皮肤间散血，能资妇人之不足，故主治妇人之风。盖血虚则皮毛之腠理不密，而易于生风也。此血主冲任，故专治胎产恶血。《灵枢经》云：饮酒者，卫气先行皮肤，故用酒煎，以助药性；疟邪亦伏于膜原之腠理间，故能引其外出。夫血有行于经络中者，有散于皮肤外者，而所主之药亦各不同，如当归、地黄、茜草之类，主养脉内之血者也；红蓝花主生脉外之血者也；川芎、芍药、丹皮、红曲之类，又内外之兼剂也。学者能体认先圣用药之深心，思过半矣。

妇人腹中诸疾痛，当归芍药散主之。此为妇人腹中诸疾痛而出其方治也。寒、热、虚、实、气、食等邪，皆令腹痛，谓可以就此方为加减，非真以此方而统治之也。尤在泾云：妇人以血为主，而血以中气为主。中气者，土气也，土燥不能生物，土湿亦不能生物，川芎、芍药滋其血，苓、术、泽泻治其湿，燥湿得宜，而土能生物，疾痛并蠲矣。

妇人腹中痛，小建中汤主之。此为妇人虚寒里急腹中痛者，出其方治也。

长孙心典按：《伤寒论》云：阳脉涩，阴脉弦，法当腹中急痛，宜小建中汤主之。不瘥，更与小柴胡汤。

问曰：妇人病，饮食如故，烦热不得卧，而反倚息者，何也？师曰：饮食如故者，病不在胃也；烦热者，阳气不化也；倚息不得卧者，水不下行也。此名转胞，不得溺也，以胞系不顺而了戾，故致此病，但无并证。但当其利小便，则胞中之气，使之下行气道，斯胞系不了戾而愈，以肾气丸主之。此为转胞证胞系了戾而不得溺者，出其方治也。了戾与缭戾同，言胞系缭戾而不顺，而胞为之转，胞转则不得溺也。治以此方，补肾则气化，气化则水行而愈矣。然转胞之病，亦不尽此，或中焦脾虚，不能散精归于胞；及上焦肺虚，不能下输布于胞；或胎重压其胞；或忍溺入房；皆能致此，当求其所因而治之也。

妇人阴中寒，宜温其阴中不用内服，只以药纳入，谓之坐药，蛇床子散主之。此遥承上节令阴掣痛少腹恶寒证，而出其方治也。但寒从阴户所受，不从表出，宜温其受邪之处则愈。蛇床子温以去寒，合白粉燥以除湿，以寒则生湿也。

少阴肾脉滑而数者，滑主湿，数主热，湿热相合，而结于阴分，故令前阴中即生疮，阴中蚀疮烂者，乃经热之盛而生蟹也。以狼牙汤洗之。此为湿热下流于前阴、阴中生疮蚀烂者，出其方治也。狼牙草味酸苦，除邪热气，疗瘰恶疮，去白虫，故取治之。若无狼牙草，以狼毒代之。

胃气下泄，不从大便为失气，而从前阴吹出而正喧，谓其连续不绝，喧然有声。此谷气之实大便不通故也，以猪膏发煎主之。取其滋润以通大便，则气从大便而出，此通而彼塞也。

金匮方一十九首

小柴胡汤 _{方见《伤寒论》}

半夏厚朴汤

半夏一斤　厚朴三两　茯苓四两　生姜五两　苏叶二两

上五味，以水一斗，煮取四升，分温四服，日三服，夜一服。

歌曰：状如炙脔贴咽中，却是痰凝气不通，半夏一升苓四两，五两姜三两厚朴二两苏叶攻。

次男元犀按：方中半夏之降逆，厚朴之顺气，茯苓之化气，人所尽知也。妙在重用生姜之辛，以开其结；佐以苏叶之香，以散其郁；故能治咽中如有炙脔之证。后人变其分两，治胸腹满闷呕逆等证，名为七气汤，以治七情之病。

甘麦大枣汤

甘草三两　小麦一升　大枣十枚

上三味，以水六升，煮取三升，分温三服。亦补脾气。

歌曰：妇人脏躁欲悲伤，如有神灵太息长，叹，欠伸。小麦一升三两草，十枚大枣力相当。

魏云：世医竞言滋阴养血，抑知阴盛而津愈枯，阳衰而阴愈燥，此方治躁之大法也。

小青龙汤歌见《伤寒论》

泻心汤歌见《伤寒论》

温经汤

土瓜根散

土瓜根　芍药　桂枝　䗪虫各三分

上四味，杵为散，酒服方寸匕，日三服。

歌曰：带下端由瘀血停，不能如期而至，以致少腹满痛。月间再见既瘀而不行，则前经未畅所行，不及待后月正期而至，故一月再见。不循经，经，常也，言不循常期也。䗪瓜桂芍均相等，调协阴阳守典型。

次男元犀按：方中桂枝通阳，芍药行阴，阴阳和则经之本正矣；土瓜根驱热行瘀，䗪虫蠕动逐血，治其本亦不遗其末；无一而非先圣之典型。

旋覆花汤

旋覆花三两　葱十四茎　新绛少许

上三味，以水三升，煎取二升，顿服。

<small>长孙心典禀</small>按：旋覆花咸温下气，新绛和血，葱叶通阳。此方原治肝气著滞之病，于此证只示其意，不可泥其方，故前贤疑此方之错简。

胶姜汤

<small>方未见。或云即是干姜、阿胶二味煎服，千金胶艾汤中有干姜，亦可取用。</small>

大黄甘遂汤

大黄<small>四两</small>　甘遂　阿胶<small>各二两</small>

上三味，以水三升，煎取二升，顿服，其血当下。

歌曰：少腹敦形，<small>敦，音对。古器也。《周礼》：瑬以乘血，敦以乘食。少腹高起之状相似也。</small>少腹，<small>胞之室也。胞为血海，其满大为蓄血也。</small>小水难，<small>小水难而不渴，亦蓄血也。</small>水同瘀血两弥漫，<small>结在血室。</small>大黄四两遂胶二，顿服瘀行病自安。

<small>次男元犀</small>按：方中大黄攻血蓄，甘遂攻水蓄。妙得阿胶，本清济之水，伏行地中，历千里而发于古东阿县之井，此方取其以水行水之义也。《内经》谓：济水内合于心，用黑驴皮煎造成胶，以黑属于

肾，水能济火，火熄而血自生。此方取其以补为通之义也，然而甘遂似当减半用之。

抵当汤 歌见《伤寒论》

师云：妇人经水不利下，此主脉症并实者；否则，当养其冲任之源，不可攻下。

矾石丸

矾石 三分，烧　　杏仁 一分，去皮尖

上二味，末之，炼蜜为丸，如枣核大，内脏中，剧剧者再内之。

歌曰：经凝成癖闭而坚，白物时流岂偶然？ 蓄泄不时，胞宫生湿，湿反生热，所积之血，转为湿热所腐，而白物时时自下。矾石用三分，杏一分，纳时病去不迁延。

烧矾，驱湿热，且涩能固脱；佐以杏仁之苦润，去其干血；一外纳之方，亦兼顾不遗，可知古法之密。

红蓝花酒

红蓝花 一两

上一味，酒一大升，煮减半，顿服一半，未止再服。

歌曰：六十二风义未详，腹中刺痛势彷徨；治风先要行其血，一两红蓝花酒煮尝。

张隐庵注解甚详，不再释。

当归芍药散 _{方见胎前}

小建中汤 _{歌见《伤寒论》}

方意在扶脾以生血，不全恃四物之类也。

肾气丸

干地黄_{八两}　山药　山茱萸_{各四两}　茯苓　丹皮　泽泻_{各三两}　桂枝　附子_{炮，各一两}

上八味，末之，炼蜜和丸，梧子大，酒下十五丸，加至二十丸，日再服。

歌曰：小水不通病转胞，胞由气主一言包；_{胞之内外空虚，有气充塞，方不游移，其系自正；气虚则胞无所主，其系或致反戾，其溺必难矣。}萸薯四两桂附_{一两}，丹泽苓三地_{八两教}。

此方妙在大补肾气，俾气足则胞正，胞正则系正，系正则小便不利而可利矣。

蛇床子散

蛇床子一味，末之，以白粉少许和合相得，如枣大，绵裹纳之，自然温。

狼牙汤

狼牙三两

以水四升，煮取半升，以绵缠箸如茧，浸汤沥阴中，日四遍。

歌曰：胞寒外候见阴中寒，纳入蛇床佐粉安；此温胞益阳外治之善法，为肾气丸之佐也。更有阴中疮䘌烂者，乃湿热不洁，而生䘌也。狼牙三两洗何难？除湿热，杀虫。如无狼牙草，以狼毒代之。

膏发煎

猪膏半斤　乱发如鸡子大，三枚

上二味，和膏中煎之，发消药成，分再服，病从小便也。《千金》云：太医校尉史脱家婢，黄病服此，胃中燥粪下，便瘥，神效。

歌曰：阴吹证起大便坚，古有猪膏八两传，乱发三丸鸡子大，发消药熟始停煎。

门人问曰：妇人杂病繁多，非笔楮所能尽，《伤寒论》《金匮要略》二书，何一而非妇科之法治乎？然而业此者绝少，通儒未免以集䘌未全为议，请于

《金匮》外而续补之，何如？

曰：不能续也，不必续也。尔欲续，吾且狗尔续之。各家近道之言可录者少，今择数条于下。究竟仁者见之谓之仁，知者见之谓之知，善读书者自知之，而修园不赘也。

陈良甫曰：妇人冲任二脉，为经脉之海，外循经络，内荣脏腑。若阴阳和平，则经下依时；如劳伤不能约制，忽然暴下，甚则昏闷。若寸脉微迟，为寒在上焦，则吐血、衄血；尺脉微迟，为寒在下焦，则崩血、便血，法当调补脾胃为主。修园按：理中汤为要药。李东垣曰：圣人治病，必本四时升降浮沉之理。经漏不止，是前阴之气血已下脱；水泻不止，是后阴之气血又下陷。后阴者，主有形之物；前阴者，精气之门户；前后二阴俱下，是病人周身之气常行。秋冬之令，主肃杀收藏，人身中阳气上浮，杀气上行，则阳生阴长，春夏是也。既病则周身气血皆不生长，杀气不升，前虽属热，下焦久脱，已化为寒，久沉久降，寒湿大胜，当急救之。泻寒以热，除湿以燥，大升大举，以助生长，补养气血，不致偏枯。圣人立治法云：湿气大胜，以所胜助之，风用木上升是也。经云：风胜湿，是以所胜平之，当调和胃气而滋元气。如不止，用风药以胜湿，此是谓也。陈良甫曰：妇人血崩心痛，名曰杀血心痛，由心脾血虚也。若小产去血过多而心痛者，亦虚也。用乌鲗鱼骨炒末，醋汤调下失笑散。武叔卿曰：鹿茸丸治经候过多，其色瘀黑，甚者崩下，吸吸少气，脐腹冷极，则汗如雨，两尺脉微细，由冲任虚衰，为风冷客胞中，气不能固，可灸关元百壮。朱丹溪以紫黑色为热，此言瘀黑者，乃下焦气寒，血凝而黑，各有治法。然女子气海在上，血海在下，故下焦温而后气升血行。如鹿茸以血成形，由气而长，血随气上而成角，故入血分以生升。又以附子、艾叶佐而温之，以赤石脂、禹余粮镇而固之，柏叶清之，归、地、续断补之，诚下元虚寒之全方也。不加人参岂无意焉？而灸关元之意可想矣。武叔卿曰：血虚须兼补气，譬之血犹水也，气犹堤也；堤坚则水不横决，气固则血不妄行，自然之理也。武叔卿曰：五灵脂散，治血崩不止，不拘多少，炒令烟尽，研末，以当归酒或童便调下三钱。一名抽刀散，治产后恶血，心腹痛不可忍，其效如神，真急救之良方也。人家不可不备。并治蛇、蝎、蜈蚣咬，涂伤处立愈。张子和曰：妇人带下，《圣惠方》与巢氏二家之说皆非也。夫治病当先识经络，人身大经有十二，奇经有八脉，十二经与八脉，通身往来。经络共二十道，上下流走环周，昼夜不息。然此十二经，上下周流者，只十九道耳。惟带脉起少腹季胁之端，乃章门穴也。环周一身，络腰而过，如束带之于身。《难经》云：带之为病，溶溶如坐井中。冲任者，是经脉之海也，循腹胁，挟脐旁，传流于气冲，属于带脉，络于督脉。督脉者，起于关元穴。任脉者，女子养胎孕之所。督乃是督领妇人经脉之海也。冲、任、督三脉，同起而异行，一源而三歧，皆络于带脉。冲、任、督三脉，皆统于篡户，循阴器，行廷孔，溺孔上端。冲、任、督三脉，以带脉束之，因余经上下往来，遗热于带脉之间，客热抑郁。热者血也，血积多日不流，从金之化而为白，乘少腹冤热，白物满溢，随溲而下，绵绵不绝，是为白带。多不痛，或有痛者，因壅碍而成也。经曰：少腹冤热，溲出白液冤者，屈滞也。病非本经，为他经冤郁而成，此疾皆从湿热治之。遗热于小肠，从金化而为白，与治痢同法。赤白痢乃邪热入于大肠，赤白带是邪热传于小肠，故治二证不可骤用峻热药燥之。燥之则内水涸，内水涸则必烦渴，烦渴则小便不利，小便不利则足肿面浮，渐至不起。治法先以导水禹功泻之，次以淡剂降心火、益肾水、下小溲、利水道则愈矣。张子和曰：赤白痢者，是邪热传于大肠，下广肠，出赤白也。带下者，传于小肠，入脬经，下赤白也。据此二证，皆可同以治湿之法治之。方约之曰：带脉总束诸脉，使不妄行，如人束带而前垂也。妇人多郁怒伤肝，肝属木，脾属土，肝邪乘脾，则土受伤而有湿；湿生热，热则流通，故滑浊之物渗入膀胱，从小便而出。古人作湿寒，用辛温药则非矣！丹溪作湿热，用苦温药为是。不知用苦寒正治也，用辛温从治。如湿热拂郁于内，腹痛带下，非辛温从治，能开散之乎？若少腹不痛，只下赤白带者，虽有湿热，而气不郁结，用苦寒治之为当也。吴梅坡治赤白带下，用自制十六味保元汤，骨碎补、贯众去毛三钱，杜仲、小茴香盐水炒各一钱五分，人参、巴戟各二钱，黄芪、当归、山药、独活、莲蕊须各一钱，石斛、升麻、茯苓各七分，甘草六分，黄柏八分，桂圆肉二枚。又方用六龙固本丸，山药、巴戟肉、山茱肉各四两，川楝子、补骨脂、青盐三钱，汤泡。人参、莲肉、黄芪各二两，小茴香、川芎、木瓜各一两。张路玉曰：冲为血海，即是血室。冲脉得热则迫血下行，男子亦有是证，不独妇人也。《金匮要略·水气篇》云：问病有血分水分，何也？师曰：经水前断，后病水，名曰血分，此病为难治；先病水，后断经水，名曰水分，此病易治。何以故？去水，其经自下也。汪石山曰：凡经先断而后病水，少阴脉沉而滑，沉则在里，滑则为实，沉滑相搏，血结胞门，为血分难治。若先病水，而后病经断，少阳脉牢，少阴脉细，男子小便不利，妇人经水不通；经通则为血，不利则为水，名水分易治。此因脾肺虚冷，不能通调水道，下输膀胱，渗泄之令不行，生化之气不转。

东垣云：水饮留积，若土在雨中则为泥，得和气暖日，水湿去而万物自生长；用加减肾气丸、归脾汤、六君子加木香、炮姜、肉桂。

外　科

外科书向无善本，无怪业此者只讲内消、内托、内补、艾灸、神照、针砭、围药、熏洗、开口、收口诸小技，儒者薄之而不言，所以愈趋而愈下也。余少年遇险逆之证，凡外科咸束手而无策者，必寻出一条大生路，为之调理，十中可愈六七。非有他术，盖从《伤寒论》中体认十二经之经气标本，而神明乎三百九十七法，一百一十三方之中也。今于女科杂病后，又附外科四证，以示其概。

眼　目

眼科书分为七十二证类，皆不切之陈言，各家从而敷衍之，陈陈相因，曷其有极乎？所以有目不医不盲之诮也。而妇人眼病，与男子颇殊，当以补养肾水，以济冲、任、胞门、血海之血，以目得血而能视也。又肝开窍于目，女子善怀，每多忧郁；五郁皆属于肝，又当以疏肝解郁之药佐之。余新定二方，面面周到。

新定开瞽神方

芜蔚子^{隔纸烘} 玄参^{酒浸，各八两} 香附^{为末，以人乳拌五次} 柴胡^{酒拌，烘，各四两} 泽泻^{酒拌，烘} 防风^{黄芪汁拌} 白菊花各三两

上为末，炼蜜为丸，如梧桐子大，每服三钱，菊汤送下。

又附方：枸杞子一斤，^{去蒂并干燥者不用。}取羊胆十个，^{泻汁；用冬蜜十两、山泉水一斤搅匀，将枸杞浸一宿，蒸半炷香。}晒干，又浸又蒸，以汁干为度。收藏密贮，勿泄气。每早晚各吞三钱，以桑叶汤送下。

瘰疬

瘰疬者，颈上项侧结聚成核，累累相连。或生

于胸胁之间，重者形如马刀，更重者聚成一片，坚硬如铁，俗名铁板疬，必死。凡疬，多起于耳之前后，乃少阴之部位也。女子善怀，每多忧郁，宜逍遥散加贝母、夏枯草、牡蛎、瓜蒌子、青皮之类常服；虚者加味归脾汤最妙。必须灸肩髃二穴、曲池二穴、命门一穴、气海一穴、足三里二穴，方能除根。又取大虾蟆一个，去肠洗净，覆于疬上，以艾如大豆样，灸虾蟆皮上，至热气透疬，再灸别处。如虾蟆皮焦，移易灸之。三五日灸一次，重者三次可愈。随服消疬汤：瓜蒌一个捣，甘草汁三钱，皂角一片去弦子，大黄三钱，五味子一岁一粒，水煎服；下秽物愈，未下再服。常服丸方：玄参蒸、牡蛎醋煮、川贝母各半斤，为末，以夏枯草二斤，长流水熬膏半碗，入熟蜜为丸，如梧子大，每服三钱，一日两服，开水送下。此证忌刀针及敷溃烂之药。有丹方用羚羊角，以磁片刮下为末，可用旧明角琉璃刮下为末，尤良。每斤入贝母四两，全蝎三两，蜜丸，空腹服三钱。外用皂角入鲫鱼腹中，煅炭存性，蜜和醋调涂，无不应效。

乳痈 乳岩 附：乳缩 乳卸

经云：乳头属足厥阴肝经，乳房属足阳明胃经。若乳房忽然肿痛，数日之外，焮肿而溃，稠脓涌出，脓尽而愈，此属肝胃热毒、血气壅滞所致，名曰乳痈，犹为易治。若乳岩者，初起内结小核如棋子，不赤不痛，积久渐大崩溃，形如熟榴，内溃深洞，脓水淋漓，有巉岩之势，故名曰乳岩。此属脾肺郁结，血气亏损，最为难治。乳痈初起，若服人参败毒散，瓜蒌散加忍冬藤、白芷、青橘叶、生芪、当归、红花之类，敷以香附饼，即见消散；如已成脓，则以神仙太乙膏贴之，吸尽脓水自愈矣。乳岩初起，若用加味逍遥散、加味归脾汤二方间服，亦可内消。及其病势已成，虽有卢扁，亦难为力。但当确服前方，补养气血，纵未脱体，亦可延生。周季芝云：乳痈、乳岩结硬未溃，以活鲫鱼同天生山药捣烂，入麝香少许，涂块上，觉痒勿搔动，隔衣轻轻揉之，七日一涂，旋涂旋消；若用行气破血之剂，是速其危也。更有乳缩证，乳头缩收肉内，此肝经受寒，气敛不舒，宜当归补血汤加干姜、肉桂、白芷、防风、木通之类主之。又有乳卸证，乳头拖下，长一二尺，此肝经风热发泄也，用小柴胡汤加羌活、防风主之；外用羌活、防风、白蔹火烧熏之；仍以蓖麻子四十九粒、麝香一分，研极烂涂顶心，俟至乳收上，急洗去。此系属怪证，妇人盛怒者多得之，不可不识。

瓜蒌散

瓜蒌一个　明乳香二钱　酒煎服。

香附饼

敷乳痈，即时消散；一切痈肿皆可敷。

香附细末，净一两　麝香二分

上二味研，以蒲公英二两，煎酒去滓，以酒调药，炖热敷患处。

神仙太乙膏

治一切痈疽，不问脓之成否，并宜贴之。

玄参　白芷　当归　肉桂　生地　赤芍　大黄各一两　黄丹十二两，炒筛上药用麻油二斤，内诸药煎黑，滤去滓，复将油入锅，熬至滴水成珠，入黄丹十三两再熬，滴水中，看其硬软得中，即成膏矣。如软，再加黄丹数钱。

加味逍遥散

治肝经郁火，颈生瘰疬，并胸胁胀痛；或作寒热，甚至肝木生风，眩晕振摇；或咬牙发痉诸证。经云：木郁则达之，是也。

北柴胡　茯苓　当归　天生术　甘草　白芍牡丹皮　山栀^{炒黑，各一钱}　薄荷^{五分}　老生姜^{一片}　清水煎。

附：妇人阴挺论

阴挺证，坊刻《外科》论之颇详，大抵不外湿热下注为病。薛立斋以补中益气汤、加味逍遥散、六味地黄丸、知柏八味丸为主，以当归芦荟丸、龙胆泻肝汤之类为辅，可谓高人一著，而治之无一效，何也？盖为前人湿热二字误之也。余在籍时，医道颇许可于人，治疗三十七载，阅历不为不多，而阴挺证从未一见，意者古人用心周到，不过所闻而备其病名乎？迨至辛酉，以县令发直候补，公余之顷，时亦兼理斯道，方知直隶妇女，十中患此病者约有三四。甚者突出一二寸及三四寸，大如指，或大如拳，其形如蛇、如瓜、如香菌、如虾蟆不一；或出血水不断，或干枯不润，或痛痒，或顽麻者，以致经水渐闭、面黄少食、羸瘦、咳嗽吐血而寒热往来、自汗盗汗，病成劳伤而死。轻者但觉阴中滞碍，而无其形，或有形亦不甚显，无甚痛害。若经水匀适，尚能生育，时医名之曰瘤，又名吃血劳。所用之药，均无一效。或用刀割，一时稍愈，旋且更甚。余亦尝按前人之法而治之，亦未见效，未知何故。余读《内经》《金匮》《千金》等书，及各家秘藏等本，寻其言外之旨，而参以所见所闻，颇有所悟。因知此证，南人不患，即偶有之，治亦易愈；北人亦常患，治皆罔效，自有其故。盖以南人之阴挺，由于病变，书有其方，按法多效；北人之阴挺，由于气习，病象虽同，而病源则异，所以弗效。其云：气习奈何？北俗日坐湿地，夜卧土坑，寒湿渐积，固不待言。男子劳动而散泄，妇人则静而常伏，至春夏以及长夏，湿得暑气之蒸上腾，有如蒸饭，妇人值经水之适来，血海空虚，虚则善受，且终日坐于湿地，而勤女红，土得人气而渐干，湿随人气而内入，即《金匮》胞门伤寒之义。更有甚者，长夏干土，得雨之后，则土中之虫无不蠕动，一闻血腥之气，虫头上仰，嘘吸其气。虫为阴类，血为阴汁，以阴从阴，毒气并之，即为阴挺之病根。推而言之，即不坐湿地，凡妇人不用便桶，蹲于厕中而便溺，厕中为污秽幽隐之处，更多湿虫之潜伏，其毒气皆能随其血腥之气而上乘之也。余家山中，每见小儿坐于湿地，多患阴茎肿胀，或作痛痒，俗谓蚯蚓吹也。治者揭开鸭嘴含之，以鸭喜食蚓也。或以花椒白矾汤洗之，以椒能胜寒，矾能除湿也。知此而阴挺之病根，更了如指掌矣。医者不察其由，只按成方以施治，无怪病日增剧。更一种渔利之徒，以下水消肿攻毒之峻药，为丸内服；又以蟾酥、硼砂、芒硝、麝香、雄黄、冰片、阿魏、白砒之类外敷，为害更烈，余所以不忍默然而坐视也。余于此治之，初患者以五苓散料，加蜀椒、黄柏、小茴、附子、沙参、川芎、红花之类，蜜丸，每服四钱，一日两服；外以花椒、苦参、苍术、槐花煎汤，入芒硝熏洗；又以飞矾六两，铜绿四钱，五味子、雄黄各五钱，桃仁一两，共为细末，炼蜜为丸，每重四钱，雄黄为衣，纳入阴中，奇效。或久而成劳，经水不利，以温经汤、肾气丸主之。而龟板、鳖甲、蒺藜之类，随证出入加减，亦有愈者，笔楮难尽。惟于《金匮·妇人杂病》及全部中属词此事，得其一言一字，以启悟机，断无不治之证矣。

续 记

傅廉访观察清河时，其弟南安，寄来慎修（修园又号慎修）医书两卷、《东皋四书》文八卷，披阅不倦。题句云："东皋制艺慎修医，万项汪洋孰望涯？"辛酉，余到直候补，叨识于牝牡元黄之外，此一时之盛事也，亦彼时之仅事也。日者奉委赴热河，禀辞甫出，又传入署。曰：雅著数种，俱经抄录，详加评点，但集中阙妇人阴挺一证，此证北方最多，亦最险逆而难治，必不可阙。若到热河办公，公余当续补之。余答以近日医过两人获效之故，差次繁冗中，尚恐立论弗详，不如即于寓中，走笔书之。书成呈阅，一阅一击节。又问曰：闻二十年前患此者少，自此地种产甘薯，妇人食之，多生此疮，盖以疮形与甘薯相仿也。余曰：此一想当然语，其实不然。甘薯始自闽省，俗名地瓜，性同山药，而甘味过之。闽自福清以南及漳、泉二府滨海处，以此作饭，终身不生他病。《本草从新》谓其：补脾胃，驱湿热，养气血，长肌肉。海滨人多寿，皆食此物之故。《金薯谱》极赞其功。闽人治下痢，以白蜜同煎，食之甚效。妇人患赤白带，用此法亦效，可知其利湿热之功巨也。味甘属土，土能胜湿，可知其利湿之功尤巨也。鄙意以甘薯堪为阴挺证之专药。盖以阴挺之本，不离于湿，而此为探本之治；阴挺之形突出如瓜，而此为象形之治。患者，令其如法服药敷药之外，又以此物代饭，其效当必更速。观察曰：善！请附于前著之后，以补千古之阙，并折一时之疑，洵大方便之一事。

方剂索引

（按笔画排序）

《随身听中医传世经典系列》书目

神农本草经读

太平惠民和剂局方

汤头歌诀

医方集解

校正素问精要宣明论方

五、外科类

外科正宗

疡科心得集

洞天奥旨

六、妇科类

女科百问

女科要旨

傅青主女科

七、儿科类

小儿药证直诀

幼幼集成

幼科推拿秘书

八、疫病类

时病论

温疫论

温热经纬

温病条辨

九、针灸推拿类

十四经发挥

针灸大成

十、摄生调养类

饮膳正要

养生四要

随息居饮食谱

十一、杂著类

内外伤辨惑论

古今医案按

石室秘录

四圣心源　　　　医学源流论

外经微言　　　　医宗必读

兰室秘藏　　　　串雅内外编

血证论　　　　　证治汇补

医门法律　　　　扁鹊心书

医林改错　　　　笔花医镜

医法圆通　　　　傅青主男科

医学三字经　　　脾胃论

医学心悟　　　　儒门事亲

医学启源

获取图书音频的步骤说明:

1. 使用微信"扫一扫"功能扫描书中二维码。

2. 注册用户,登录后输入激活码激活,即可免费听取音频(激活码仅可供一个账号激活,有效期为自激活之日起5年)。

上架建议:中医·古籍

ISBN 978-7-5214-2958-9

9 787521 429589 >

定价:23.00元